Dr. med Peter Schleicher / Dr. Dr. med. Mohamed Saleh

Natürlich heilen mit

Schwarzkümmel

Die besten Rezepturen mit Samen und Öl des Schwarzkümmelstrauchs gegen Infektionen und Allergien

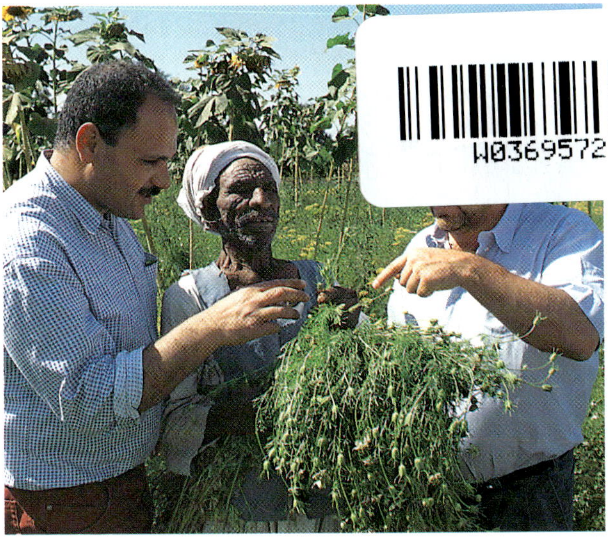

Südwest

Inhalt

Schwarzkümmel – bei uns neu entdeckt, im Orient ganz alltäglich.

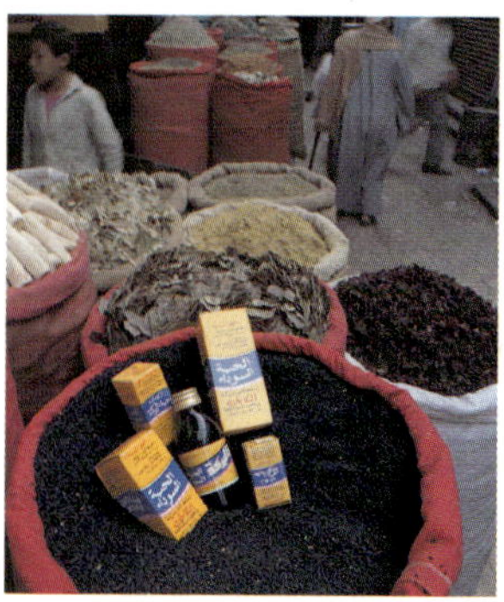

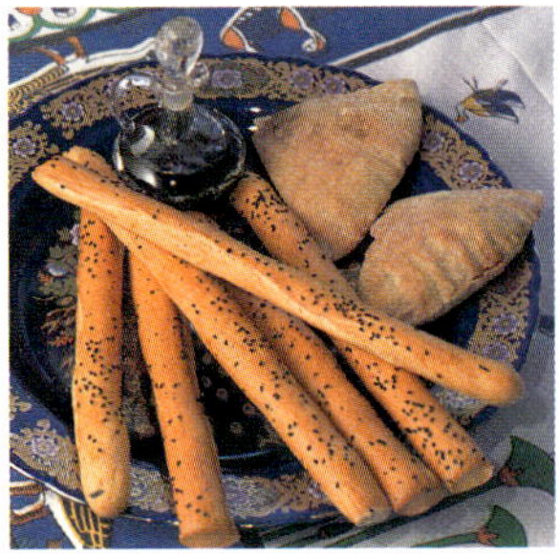

Nicht nur als Heilmittel, auch als Gewürz tut Schwarzkümmel seine Wirkung.

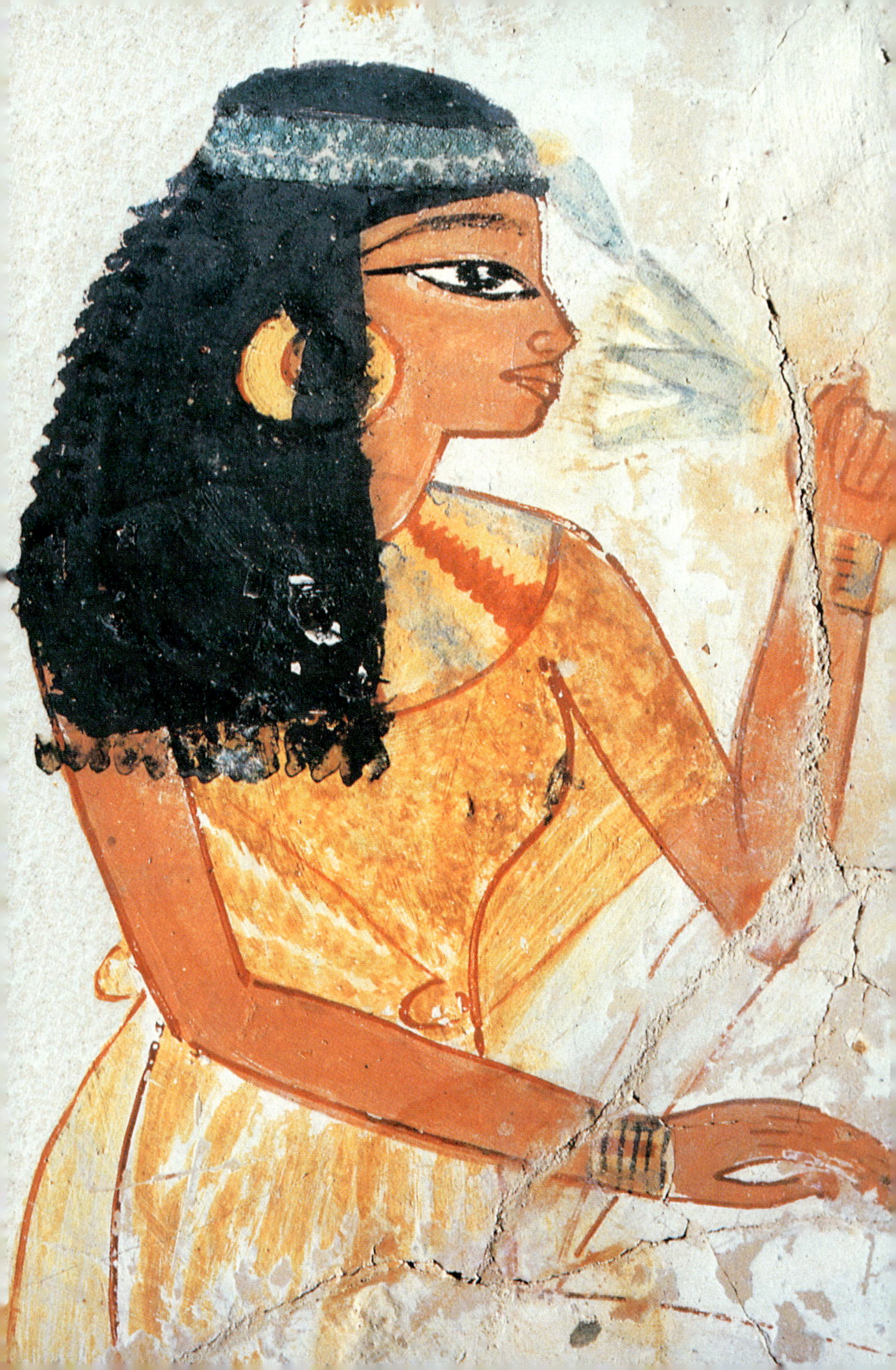

Viele Krankheiten – ein Mittel

Wer die lange Liste von Erkrankungen sieht, gegen die Schwarzkümmel in seinen unterschiedlichen Formen (Öl, Samen, Kapseln) hilft, wird zunächst einmal ungläubig den Kopf schütteln und sagen: »Das ist doch nicht möglich!« Aber die vielseitige Anwendbarkeit von Schwarzkümmel beruht darauf, dass er die körpereigene Abwehr stabilisiert und stärkt. So kommt es, dass er viele Beschwerden heilt oder lindert, die auf Störungen des Immunsystems zurückgehen. Den Schwarzkümmel deswegen als Wundermittel zu bezeichnen wäre sicher übertrieben. Unbestritten ist aber, dass er wirkt.

Das uralte orientalische Heilmittel Schwarzkümmel wurde im Zug neuester wissenschaftlicher Untersuchungen auch in Europa wiederentdeckt. Schwarzkümmel stabilisiert das Immunsystem, heilt Erkrankungen der Haut und der Atemwege, Infektionen, Allergien u.v.a.m.

Heilpflanze mit uralter Tradition

Die aus Ägypten stammende Schwarzkümmelpflanze enthält in mohnähnlichen Kapseln wertvolle Samen mit über 100 hochwirksamen Inhaltsstoffen. Ihre heilenden und pflegenden Eigenschaften haben dazu geführt, dass Schwarzkümmel im Orient seit mehr als 3000 Jahren als vielseitige Naturmedizin in hohem Ansehen steht.

Auch in Europa war Schwarzkümmel als Heil- und Gewürzpflanze einst sehr geschätzt. Im 18. Jahrhundert geriet er jedoch in Vergessenheit und schmückte lange Zeit nur noch als Zierpflanze unsere heimischen Gärten. Vor kurzem wurde Schwarzkümmel jedoch auch in unseren Breiten wiederentdeckt, und seither versuchen Forscher in Europa und den USA wissenschaftlich nachzuweisen, was bisher reines Erfahrungswissen war.

Das Immunsystem – ständig in Aktion

Unser Organismus ist Tag für Tag einer Vielzahl von Mikroorganismen und Krankheitserregern ausgesetzt, neben Fremdkörpern vor allem Bakterien, Viren und Pilzen. Aber davon merken wir im Normalfall nichts, denn unser Körper verfügt über einen gut funktionierenden Abwehrmechanismus – das Immunsystem. Ein gesundes Immunsystem reagiert auf Angriffe von außen, bekämpft die schädlichen Eindringlinge und macht sie auf dem schnellsten Weg unschädlich. Erst wenn die körpereigene Abwehr ihre Schutzfunktion nicht mehr wahrnehmen kann, kommen die Erreger zum Zug. Und wenn sie erst einmal eine Angriffsfläche gefunden haben, dann steigt das Risiko von Infektionen und anderen Erkrankungen beträchtlich.

Unter dem Eindruck enormer Umweltbelastungen hat die Naturmedizin eine Renaissance erlebt. Sanfte Heilmittel wie Schwarzkümmel sind heute willkommener und notwendiger als je zuvor.

Zivilisationskrankheit Abwehrschwäche

Dauerhafter Stress und starke psychische Belastungen, Umweltgifte, Schlaf- und Bewegungsmangel oder Ernährungsfehler führen zu einer Schwächung des Immunsystems und beeinträchtigen seine Schutzfunktion für den menschlichen Organismus. Immer mehr Menschen in den Industriestaaten sind davon betroffen. Die Folge ist eine erhöhte Anfälligkeit für Erkältungskrankheiten, Hautkrankheiten, Atemwegs- und Pilzerkrankungen oder Allergien. Auch Störungen des Verdauungssystems, chronische Erschöpfungszustände und Migräne können Symptome von Abwehrschwäche sein. Darüber hinaus wird neuerdings auch zwischen Krebs und bestimmten Immunstörungen ein ursächlicher Zusammenhang vermutet, den nicht zuletzt die Heilerfolge des Schwarzkümmels bei Tumorerkrankungen ans Licht brachten.

Pflanzenkraft zur Immunsteigerung

Es gibt verschiedene Möglichkeiten, das Immunsystem zu stärken und Abwehrschwäche vorzubeugen. Chemische Präparate haben häufig schädliche Nebenwirkungen und unterdrücken die Symptome einer Krankheit nur, ohne sie tatsächlich langfristig zu heilen. Deswegen werden die Methoden der Schulmedizin heute mehr denn je hinterfragt. Immer mehr Menschen vertrauen auf natürliche Heilmethoden, die auf dem Erfahrungsschatz der eigenen Kulturtradition wie auch auf der anderer Völker beruhen. Insbesondere die Wirkungsweise von Heilpflanzen wird verstärkt untersucht und getestet. In diesem Buch erfahren Sie, wie Schwarzkümmel die körpereigene Abwehr stabilisiert und wieder aufbaut – auf sanfte und natürliche Weise, ohne Nebenwirkungen oder Unverträglichkeiten mit anderen Behandlungsmethoden. Darüber hinaus finden Sie einen Überblick über die bewährten Anwendungen von Schwarzkümmel bei den häufigsten Erkrankungen.

Der islamische Prophet Mohammed schätzte Schwarzkümmel so sehr, dass er ihm in seinem berühmten Buch »Hadith« ein Denkmal setzte. Er schrieb: »Schwarzkümmel heilt jede Krankheit – außer den Tod.«

Köstlich würzen – natürlich heilen

Aus der Küche des Orients ist der Schwarzkümmel nicht wegzudenken. Er wird dort für die unterschiedlichsten Speisen verwendet. Auch in den USA ist das aromatische Gewürz längst zur populären Nahrungsergänzung geworden. Schwarzkümmel ist nicht nur wohlschmeckend, sondern auch besonders bekömmlich – die ideale Zutat für eine kulinarische Gesundheitsküche. In diesem Ratgeber finden Sie Rezepte, mit denen Sie sich verwöhnen und gleichzeitig gesund kochen können. Ihre persönliche Schwarzkümmelkur und ein umfangreiches Beschwerdenalphabet runden das Schwarzkümmelprogramm für Ihre Gesundheit ab.

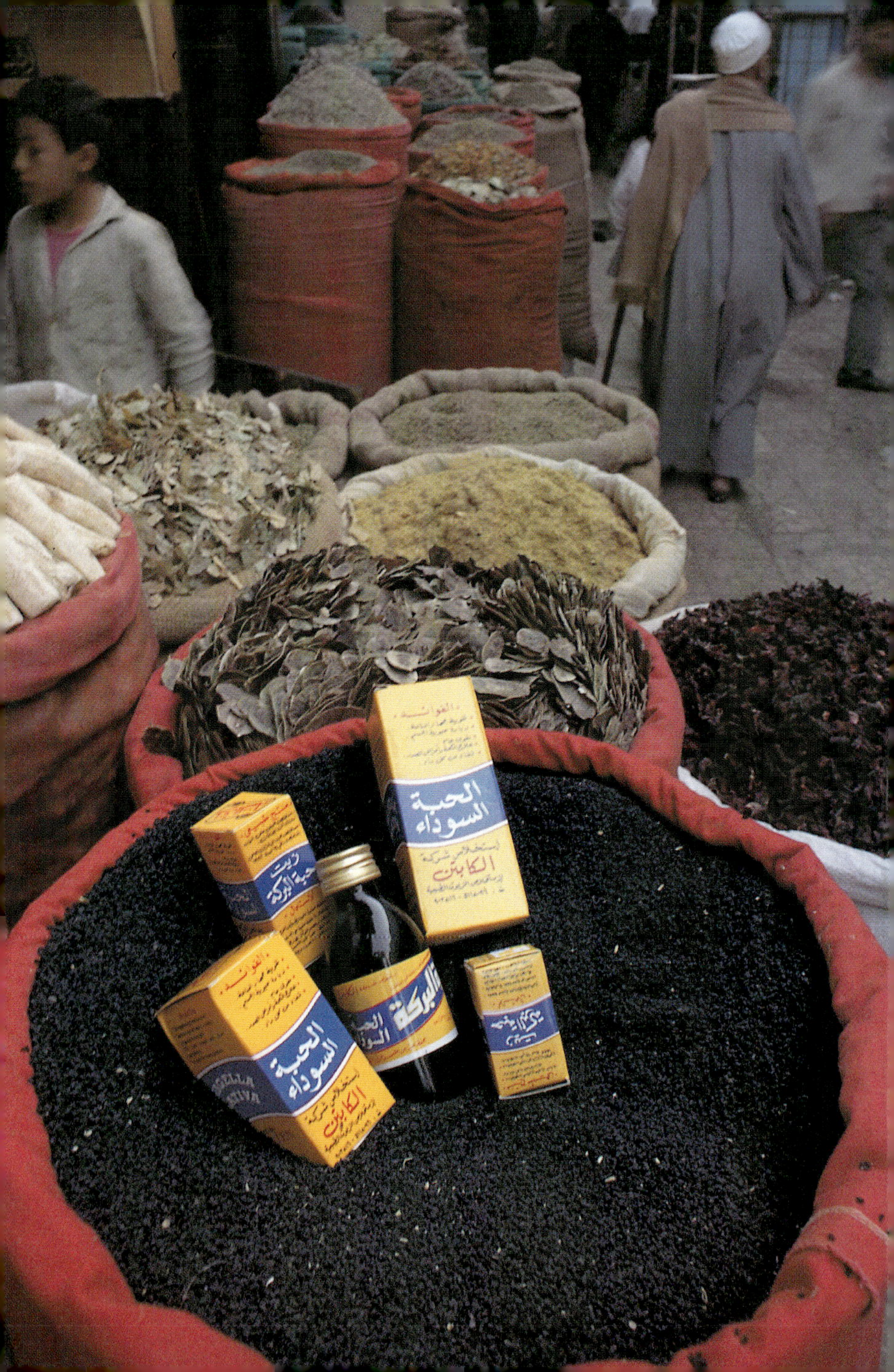
الحبة السوداء
الكابتن
الحبة السوداء
الكابتن

Kurzer Steckbrief des Schwarzkümmels

Der Schwarzkümmel (Nigella sativa) stammt ursprünglich aus Kleinasien und wird heute in Nordafrika, Vorderasien und Südosteuropa angebaut. Zu den wichtigsten Produktionsländern gehören Ägypten, Indien, Pakistan, Iran, Irak und die Türkei. Das trocken-heiße Klima und der sandige Boden dieser Länder bieten der Schwarzkümmelpflanze die idealen Wachstumsvoraussetzungen. Der ägyptische Schwarzkümmel, der für Heilzwecke am besten geeignet ist, wird inmitten der Arabischen Wüste in ausgedehnten Oasen angebaut.

Mit dem Wiesenkümmel, der in unseren Breiten heimisch ist, hat Schwarzkümmel nichts zu tun. Auch dieser hat seine Vorzüge – sie liegen allerdings eher darin, schwer verdauliche Speisen bekömmlicher zu machen.

Verschiedene Schwarzkümmelarten

Neben Nigella sativa, dem ägyptischen Schwarzkümmel, gibt es noch eine Reihe weiterer Schwarzkümmelarten, die jedoch eine geringere oder gar keine Bedeutung als Heilpflanzen haben. Eine Sorte, Nigella garidella, ist sogar giftig. Der Damaszener oder Türkische Schwarzkümmel (Nigella damascena) ist in unseren Breiten als Zierpflanze heimisch. Seine Blüten sind von einem intensiven Himmelblau. Der Samen ist graubraun und etwas kleiner als beim ägyptischen Schwarzkümmel; er entfaltet beim Zerreiben ein Erdbeeraroma. Den längeren und feineren Blättern verdankt er seine vielen volkstümliche Namen: In Deutschland ist der Türkische Schwarzkümmel auch als »Jungfer im Grünen«, »Gretel im Busch«, »Gretel in der Heck'« oder »Braut in Haaren« bekannt.

Von der Aussaat bis zur Ernte

Die arzneilich verwendeten Pflanzenteile des Schwarzkümmels sind die reifen Samen, die nach der Ernte noch einige Zeit nachgetrocknet werden müssen.

Die zur Ölgewinnung bestimmten Schwarzkümmelpflanzen werden im September ausgesät. Bis zur Blüte werden die Felder regelmäßig bewässert. Wenn sich Kapseln gebildet haben, wird die Bewässerung eingestellt, damit der Samen trocknen kann. Die Ernte beginnt, sobald die Pflanzen von unten her absterben. Die Kapseln sind dann hellbraun, die Samenkörner tiefschwarz und hart. Geschnitten wird vor Sonnenaufgang, um das Feuchtwerden durch Morgennebel oder Tau zu verhindern. Die abgemähten Pflanzen werden zum Trocknen in großen Bündeln auf saubere Tücher gelegt. Dabei werden sie in regelmäßigen Abständen gewendet. Schließlich wird der Samen ausgedroschen, in Säcke gefüllt und zur Ölmühle transportiert.

Botanische Merkmale

- Schwarzkümmel zählt botanisch zur Gattung der Hahnenfußgewächse (Ranunculaceae).
- Die Pflanzen haben leicht behaarte Stängel und grün glänzende, dreifach gefiederte Blätter. Die endständigen Blüten sind milchweiß, an der Spitze grünlich oder bläulich gefärbt.
- Die Schwarzkümmelsamen sind in mohnähnlichen Kapseln enthalten, die von fünf schnabelartigen Fortsätzen gekrönt werden. Sie schimmern mattschwarz und verbreiten einen aromatischen Gewürzduft, der an Anis erinnert. Die schwach gewölbten, dreikantigen Samenkörner haben einen hohen Gehalt an wertvollem Öl.
- Schwarzkümmelpflanzen sind einjährig und werden zwischen 30 und 60 Zentimeter hoch.

Schonende Kaltpressung

Schwarzkümmelöl, das für therapeutische Zwecke verwendet wird, muss kaltgepresst werden. Bei höheren Temperaturen würden die wertvollen ungesättigten Fettsäuren zerstört. Die Ausbeute an reinem Öl ist bei der Kaltpressung zwar geringer als bei chemischer Extraktion, aber dafür bleiben auch alle wertvollen Inhaltsstoffe erhalten.

Bei der herkömmlichen Ölpressung werden zur Extraktion chemische Lösungsmittel wie Äther und Hexan verwendet. Als Nahrungsergänzung sollte man jedoch nur das hochwertige kaltgepresste Schwarzkümmelöl verwenden.

Die wichtigsten Inhaltsstoffe

Bei Schwarzkümmel handelt es sich um ein ausgesprochenes Komplexmittel mit mehr als 100 zum Teil noch unerforschten Inhaltsstoffen. Seine hohe Wirksamkeit beruht auf dem Zusammenspiel von fetten Ölen, ätherischen Ölen und Spurenelementen. Die Inhaltsstoffe setzen sich wie folgt zusammen:

- 21 Prozent Eiweiß
- 35 Prozent pflanzliche Fette (bestehend aus ätherischen Ölen und fetten Ölen; die fetten Öle enthalten zu mehr als 50 Prozent die wertvollen mehrfach ungesättigten Fettsäuren)
- 38 Prozent Kohlenhydrate
- Sechs Prozent andere Bestandteile

Wichtige Einzelwirkstoffe des Schwarzkümmels sind das Saponin Melanthin und der Bitterstoff Nigellin. Ihnen verdankt die Heilpflanze ihre appetitanregende, verdauungs- und ausscheidungsfördernde Wirkung. Auch Gerbstoffe konnten in den Samen des Schwarzkümmels nachgewiesen werden.

Für Heilzwecke von besonders großer Bedeutung ist der ätherische Wirkstoff Nigellon Semohiprepinon. Er hat eine stark lindernde Wirkung bei Bronchialasthma und auch bei Keuchhusten.

Geheimnis der Pharaonen

Die Verwendung von Schwarzkümmel als Gewürz und Heilpflanze lässt sich bis ins alte Ägypten zurückverfolgen. Dort war der Samen ein unentbehrlicher Bestandteil von vielen Nahrungsmitteln, z.B. von Fladenbrot. Die Leibärzte der Pharaonen hatten immer ein Schälchen Schwarzkümmelsamen griffbereit, als Digestif nach aussschweifenden Gelagen und als wirksames Heilmittel bei Erkältungen, Kopfschmerzen, Zahnschmerzen und Entzündungen. In der Grabkammer des Pharaos Tutenchamun fanden Archäologen ein Fläschchen mit der altägyptischen Naturmedizin – Grabbeigabe für ein Leben nach dem Tod.

Für uns Europäer ist Schwarzkümmelöl eine Neuentdeckung. In der Medizin des Orients wird es aber schon seit Jahrtausenden als Heilmittel eingesetzt.

Schwarzkümmelöl wurde aber schon damals nicht nur als Speiseöl und Heilmittel, sondern auch zur Schönheitspflege eingesetzt. Es soll für den sprichwörtlichen Bronzeteint der alten Ägypter verantwortlich gewesen sein. Auch die für ihre Schönheit berühmten Königinnen Nofretete und Kleopatra pflegten ihren verführerischen Körper mit dem feinen Öl.

Eine alte Naturmedizin wird neu entdeckt

Trotz seiner langen Tradition im Orient wurde die heilkräftige Wirkung des Schwarzkümmels in Europa erst durch einen Zufall bekannt: Vor einigen Jahren wurde das wertvolle Dressurpferd Baronesse plötzlich von schweren Asthmaanfällen heimgesucht. Das Pferd stand zu diesem Zeitpunkt in der Münchner Reitakademie und gehörte einer 14jährigen Schülerin. Die Besitzerin führte das Pferd mehreren Tierärzten vor, die allesamt Kortisontherapien vorschlugen. Eine solche Behandlung kam jedoch wegen der schädlichen Nebenwirkungen von Kortison nicht infrage.

»Rosskur« für ein asthmakrankes Pferd

Endlich fand die Schülerin einen Tierarzt, der mit naturheilkundlichen Methoden praktizierte. Er suchte nach einem Weg, die Asthmaerkrankung ohne die üblichen nebenwirkungsreichen Standardpräparate zu behandeln. Doch auch er konnte trotz allen Bemühungen keine Erfolge verbuchen. Deshalb kontaktierte der Mediziner einen befreundeten Arzt aus Ägypten und bat ihn um einen naturheilkundlichen Tipp. Der Arzt vom Nil empfahl ein Heilmittel, mit dem man in seiner Heimat schon seit Jahrhunderten wertvolle Araberpferde erfolgreich von Immunstörungen kuriert: Schwarzkümmelsamen.

Einer asthmakranken Araberstute ist es zu verdanken, dass Schwarzkümmelöl heute auch in der Praxis vieler westlicher Mediziner einen festen Platz hat.

Aufsehen erregender Heilerfolg

Auf den ärztlichen Rat aus Ägypten hin gelangte das orientalische Gewürz in eine deutsche Arztpraxis. Nachdem der Tierarzt der asthmakranken Stute Schwarzkümmelsamen ins Futter gemischt hatte, wurde das Tier erstaunlich schnell wieder vollkommen gesund und gewann bald darauf sogar wieder Medaillen.

Der spektakuläre Heilungserfolg führte dazu, dass das Gewürz sofort ins Forschungslabor kam. Seither sind Wissenschaftler mit der exakten Auswertung der Wirkweise von Schwarzkümmelöl beschäftigt. Da es sich um ein ausgesprochen komplexes Mittel mit mehr als 100 Inhaltsstoffen handelt, sind die Forschungen noch längst nicht abgeschlossen. Schon heute zeichnet sich jedoch ab, dass die Ergebnisse der Studien sämtliche Erwartungen weit übertreffen. Dies gilt vor allem für die kräftigende und stabilisierende Wirkung von Schwarzkümmel auf das Immunsystem.

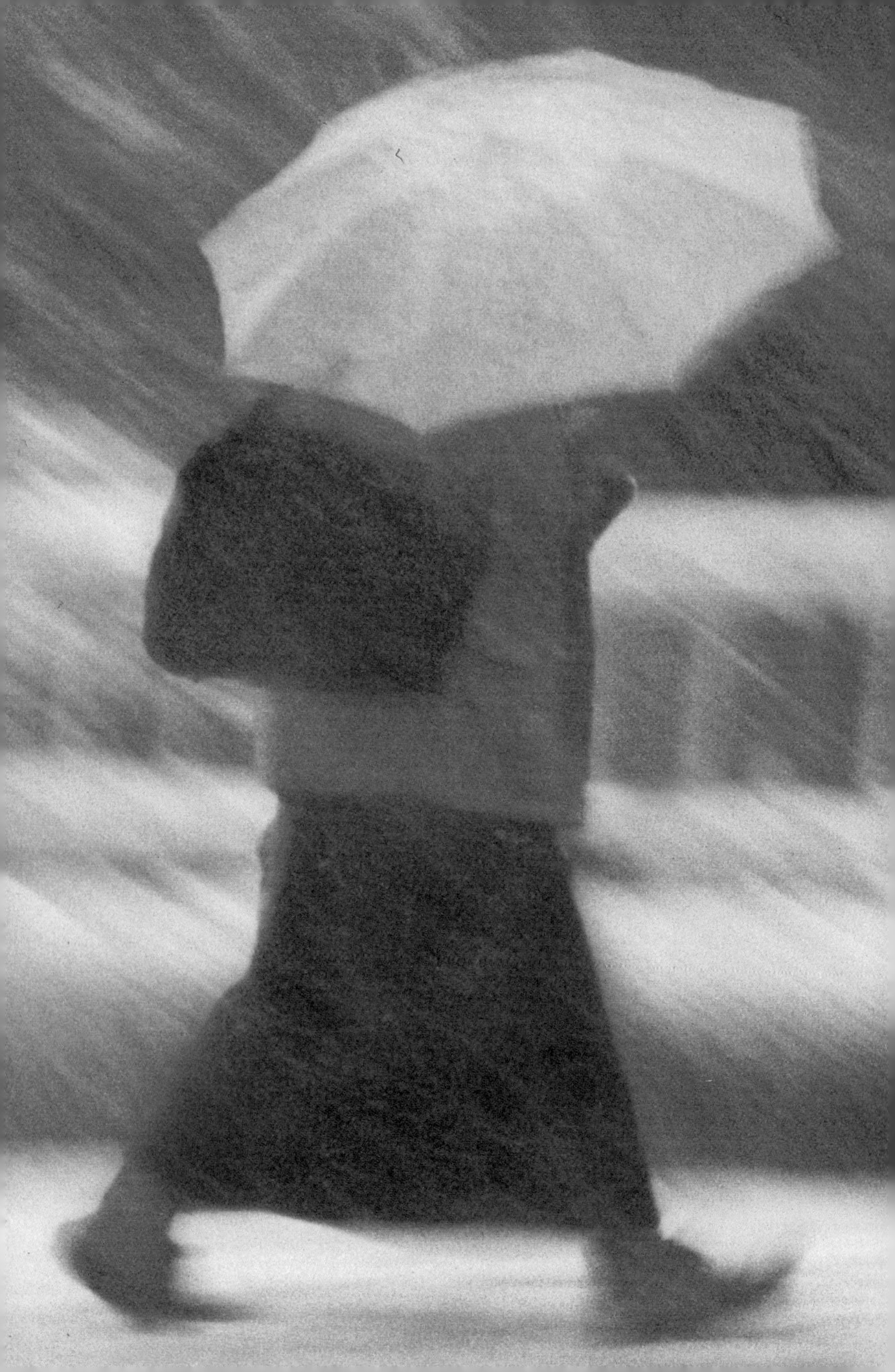

Schwarzkümmel und Immunsystem

Die mit Schwarzkümmel erzielten Heilerfolge haben bewirkt, dass sich inzwischen auch die Schulmedizin mit dem Naturheilmittel befasst. Amerikanische Krebsforschungsinstitute untersuchten im Labor die Wirkung von Schwarzkümmelöl auf das Wachstum von Tumoren und gingen dem überlieferten Wissen der ägyptischen Heiler mit modernen Analyseverfahren auf den Grund.

Hilfe bei Immunschwäche

Im Mittelpunkt aller neueren Studien steht die positive Wirkung von Schwarzkümmelöl auf das Immunsystem: Wenn dieses gestärkt wird, können gleichzeitig damit auch die verschiedensten Erkrankungen geheilt oder zumindest gelindert werden. Um besser verstehen zu können, wo eine Behandlung mit Schwarzkümmel ansetzt, ist zuvor eine kurze Beschreibung der Arbeit des Immunsystems notwendig.

Amerikanische Studien haben es bewiesen: Schwarzkümmel kann ohne die starken Nebenwirkungen chemotherapeutischer Medikamente enorme Erfolge bei der begleitenden Tumorbehandlung verbuchen.

Abwehrkampf im Körper

Durch die Körperöffnungen gelangen unentwegt Bakterien, Viren und Pilze in unseren Organismus, weswegen dort Schleimhäute sitzen, um eindringende Schadstoffe abzuwehren. Hautverletzungen vermehren jedoch Zahl der möglichen Eintrittspforten für Krankheitserreger. Das Risiko einer Infektion steigt dadurch. Dem Immunsystem kommt die Aufgabe zu, den Körper vor diesen Angriffen von außen zu schützen.

Wie die Immunabwehr arbeitet

In der Lymphflüssigkeit und im Blut zirkulieren Millionen von Zellen, die man sich wie eine Armee von hoch spezialisierten Abwehrkämpfern vorstellen muss: Manche erkennen Feinde, andere schlagen Alarm, und wieder andere vernichten dann die Erreger.

Aufgabenteilung im Immunsystem

Die roten Blutkörperchen (Erythrozyten) transportieren Sauerstoff in sämtliche Körpergewebe und tragen damit auch zur Regeneration der Zellen bei. Die weißen Blutkörperchen (Leukozyten) vermehren sich bei allen entzündlichen Prozessen drastisch, denn ihre Aufgabe ist es, Erreger von Infektionskrankheiten auszuschalten. Die wichtigste Rolle für die körpereigene Abwehr spielen die Lymphozyten, die zu den weißen Blutkörperchen zählen. Sie sind in verschiedene Untergruppen aufgeteilt (B- und T-Lymphozyten), die jeweils eigene Aufgaben übernehmen. Die Makrophagen (große Fresszellen) beseitigen nicht nur Viren, sie können sogar Tumorzellen zerstören.

Der menschliche Körper ist krankheitserregenden Angriffen von außen erfreulicherweise nicht schutzlos ausgesetzt. Ein kompliziert aufgebautes Abwehrsystem bekämpft Bakterien und Viren und hält den Organismus fit.

Das Arsenal der Abwehrzellen

Von den B-Lymphozyten werden zur Bekämpfung von Eindringlingen so genannte Antikörper gebildet. Zusätzlich speichern spezielle Zellen den Bauplan dieser Antikörper, weswegen sie auch Gedächtniszellen genannt werden. Dringt der gleiche Erreger ein zweites Mal in den Körper ein, können sofort die richtigen Antikörper produziert werden – und das selbst noch nach vielen Jahren. Die T-Lymphozyten und ihre Untergruppen übernehmen die eigentliche zellgesteuerte Eigenabwehr: Sie wirken direkt gegen Antigene.

Untergruppen der T-Lymphozyten

Mehr als die Hälfte der T-Lymphozyten im Blut sind so genannte Helferzellen. Sie aktivieren die Killerzellen (eine weitere T-Zellen-Untergruppe), regen die Antikörperproduktion der B-Lymphozyten an und zerstören die von Viren befallenen Körperzellen. Eine weitere Untergruppe der T-Lymphozyten sind die Suppressorzellen. Sie sorgen dafür, dass immer genau so viele Helferzellen im Blut zirkulieren, wie für die jeweilige immunologische Reaktion gebraucht werden.

Die Immunabwehr arbeitet vorwiegend mit zwei Systemen: B- und T-Lymphozyten. Diese Systeme sind voneinander abhängig und funktionieren nur dann optimal, wenn sie gut aufeinander abgestimmt sind.

Killer- und Kontrollzellen

Das Immunsystem ist mit einer Armee aus angreifenden Soldaten und einer kontrollierenden Friedenstruppe vergleichbar. Dringt ein Erreger in den Organismus ein, wird er von den Killerzellen angegriffen und zerstört. Nach der Beseitigung körperfremder Schadstoffe würden die aktivierten Killerzellen auch körpereigene Zellen angreifen. Dem wirken im gesunden Organismus die Suppressorzellen entgegen. Sie greifen rechtzeitig ein und schützen den Körper vor Übergriffen.

Ein stabiles Gleichgewicht – das A und O

Die Immunabwehr funktioniert nur dann, wenn das Verhältnis zwischen Killer- und Suppressorzellen ausgeglichen ist. Herrschen die Killerzellen vor und werden nicht durch die Suppressorzellen unterdrückt, so greifen sie auch körpereigene Zellen an. Umgekehrt führt ein Überhandnehmen der Suppressorzellen dazu, dass die körpereigene Abwehr immer mehr ausgeschaltet wird. Die Folge ist eine regelrechte Immunblockade, die chronischen Erkrankungen einen idealen Nährboden bereitet.

Organe der körpereigenen Abwehr

Das Immunsystem entfaltet seine Wirkung in verschiedenen Bereichen des menschlichen Organismus. Dadurch kann es flexibler und vor allem auch spezifischer auf Angriffe von außen reagieren.

Die Lymphozyten werden im Knochenmark gebildet und von dort in verschiedene Körperregionen transportiert. Im gesunden Organismus zirkulieren nur etwa 5 bis 15 Prozent der Abwehrzellen andauernd im Blut und können durch eine Laboruntersuchung erfasst werden. Die Übrigen ruhen in Organen und werden erst dann mobilisiert, wenn es zum Kampf mit feindlichen Eindringlingen kommt.

Abwehrzellen sind angesiedelt:

- In der Thymusdrüse (Bries)
- In der Milz
- Im Knochenmark
- In den Lymphknoten
- In den Mandeln
- Im Blinddarm
- Im Lymphgewebe des Darms

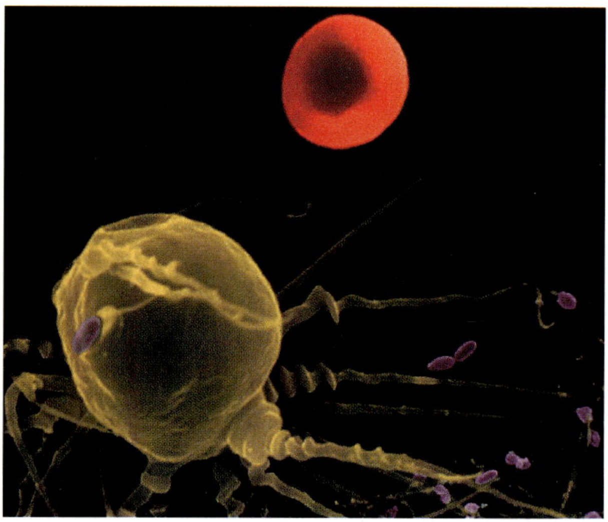

Fresszellen (Phagozyten) treten auf den Plan, wenn der Organismus eine Zelle als fremd, als Antigen, erkennt: Sie verschlingen je nach Größe zwischen 25 und 100 Bakterien, bevor sie selbst absterben.

Infektionen – Alarm im Körper

Was geschieht, wenn ein Virus z. B. über Tröpfcheninfektion in den Hals-, Nasen- und Ohrenbereich gelangt? Zunächst wird das Immunsystem in den dort befindlichen Schleimhäuten alarmiert. Nachdem es Kontakt mit dem Eindringling aufgenommen und ihn erkannt hat, werden über Botenstoffe Abwehrzellen losgeschickt. Die B-Lymphozyten bilden Antikörper und greifen den Erreger an. Die meisten Abwehrzellen gehen dabei selbst zugrunde.

Wenn alle Körperzellen gegen einen Eindringling kämpfen, wird uns dies durch Fieber signalisiert. Deshalb ist es fast immer unsinnig, Fieber sofort mit Medikamenten zu unterdrücken.

Fieber – Garant für dauernde Gesundheit

Nachdem die B-Zellen die immunologische Reaktion eingeleitet haben, werden die Kontrollzellen aktiv. Sie sorgen für eine erhöhte Durchblutung im Infektionsgebiet und schaffen auf diese Weise Verstärkung herbei. Die Körpertemperatur steigt. Man bekommt Fieber.
Stärkere Durchblutung – die Schleimhäute werden rot – und erhöhte Temperatur haben für den Körper noch einen weiteren Vorteil: Die Hitze des Fiebers verbrennt die Giftschlacken, die bei jedem Abwehrvorgang entstehen, und sorgt für ihre Ausscheidung. Zurück bleibt ein Immunsystem, das jetzt abwehrstärker ist als zuvor.

Erinnerungsvermögen der Abwehrzellen

Diejenigen B-Zellen, die den Kampf gegen das Virus überlebt haben, speichern die Information über die Struktur des eingedrungenen Erregers und schaffen so die Grundlage für eine rasche Immunantwort.
Greift der gleiche Erregertyp noch einmal an, dann vermehren sich die B-Zellen rapide und schlagen blitzartig zurück. Der Organismus ist nun vor erneuten Infektionen mit dem gleichen Erreger sicher.

Die Nachteile von Antibiotika

Bei schweren Viruserkrankungen kann der Einsatz von Antibiotika lebensrettend sein. Verabreicht man zu Beginn einer Infektion ein Antibiotikum, wird der Eindringling damit empfindlich getroffen.

Antibiotika bringen jedoch eine ganze Reihe von Nachteilen mit sich: Wichtige körpereigene Bakterien, die sich hauptsächlich im Darm, in den Schleimhäuten der Geschlechtsorgane und der Atemwege und auf der Haut befinden, werden mit den Erregern zerstört. Und wo das natürliche Biotop des Körpers geschädigt ist, können sich anschließend leichter Pilze und andere Keime ansiedeln und ausbreiten.

So lebenswichtig der Einsatz von Antibiotika bei schwer wiegenden Infektionen ist, so sehr kann er das Immunsystem auf Dauer schwächen.

Auch das Immunsystem braucht Training

Antibiotika nehmen dem Immunsystem den Kampf gegen schädliche Eindringlinge ab. Die Abwehrzellen bleiben passiv und ihr Gedächtnis ungeschult. Der Patient wird zwar sehr schnell von seinen Beschwerden geheilt, aber sein Immunsystem wird träge und somit sehr anfällig für den nächsten Infekt.

Durch den Einsatz von Antibiotika wird zudem häufig der Ausbruch von Fieber verhindert. Dadurch können die bei den Abwehrvorgängen entstandenen Giftstoffe nicht ausgeschieden werden.

Antibiotika nur im Ernstfall

Setzen Sie Antibiotika also nur bei wirklich gravierenden Erkrankungen ein. In vielen Fällen reichen naturheilkundliche Therapien zur Ausheilung von akuten Infektionskrankheiten und sogar von chronischen Krankheiten aus. Die Stärkung der körpereigenen Abwehr leistet dabei das Schwarzkümmelöl.

Gestörtes Immungleichgewicht

Solange die verschiedenen Immunzellen in einer Anzahl vorhanden sind, die den Anforderungen ihrer Abwehraufgabe entspricht, herrscht Harmonie. Der Organismus ist gesund. Wird allerdings diese Harmonie gestört, wird man krank. Das ausgeglichene Verhältnis von Killer- und Kontrollzellen ist von grundlegender Bedeutung für ein funktionierendes Immunsystem.

Eine Immunschwäche kann angeboren (primär) oder erworben (sekundär) sein. Eine primäre Immunschwäche äußert sich in der Regel bereits in der Kindheit.

Die geschwächte Immunabwehr

Wenn die Killerzellen den eindringenden Erregern nicht gewachsen sind, gewinnen feindliche Keime, Bakterien, Pilze und Viren die Oberhand und schädigen oder zerstören den Zellstaat des menschlichen Körpers. In diesem Fall spricht man von einer Immunschwäche. Diese kann sich zunächst in Erschöpfungszuständen äußern, dann zu immer häufiger wiederkehrenden Infektionskrankheiten führen und sich schließlich zu chronischen Erkrankungen ausweiten.

Mangel an Killerzellen

Die Folgen zu weniger Killerzellen im Blut können sein:

- Ausbreitung von Infektionskrankheiten wie z. B. immer wiederkehrende Atemwegsinfekte in immer kürzeren Abständen
- Ungeklärte Erkrankungen des Magen-Darm-Trakts wie chronischer Durchfall
- Rätselhafte Hautausschläge, Virusinfektionen, Herpes und Krebs
- Bei völligem Zusammenbruch des Abwehrsystems durch Infektion mit HI-Viren (HIV) das so genannte Acquired Immune Deficiency Syndrome, abgekürzt Aids

Die autoaggressive Immunreaktion

In diesem Fall sind die Kontrollzellen, die in einem gesunden Organismus ein Überhandnehmen der Killerzellen verhindern, in der Minderzahl und können deren Aktivität nicht mehr hemmen. Die Killerzellen richten sich nun gegen körpereigene Zellen und zerstören, was sie eigentlich schützen sollen. In der Medizin spricht man dann von einer überschießenden oder auch autoaggressiven Immunreaktion. Häufig sind allergische Reaktionen die Folge.

Generell gibt es zwei Arten von Störungen im Immunsystem: Zu wenige oder zu viele Killerzellen zirkulieren im Blut. In beiden Fällen steigt die Anfälligkeit für Erkrankungen.

Generalisierte Immunschwäche

Hier sind die Abwehrzellen wie bei der Immunschwäche stark dezimiert. Zusätzlich sind aber die Kontrollzellen in absoluter Überzahl vorhanden und lassen die Abwehrzellen nicht mehr arbeiten. Die interne Immunregulation bricht völlig zusammen. Schon wenige bösartig veränderte Zellen, die bisher den Organismus nicht belastet haben und von den Abwehrzellen in Schach gehalten wurden, können nun ungehindert wachsen und im schlimmsten Fall Krebs erzeugen.

Überschuss an Killerzellen

Die Folgen zu vieler Killerzellen im Blut können sein:

- Verschiedene Formen rheumathischer Erkrankungen, Morbus Bechterew, Leukämie, Lungenfibrose, Nierenerkrankungen
- Verschiedene Hepatitisformen und manche Formen von Leberzirrhose, multiple Sklerose, Nervenerkrankungen, Vaskulitis (Gefäßentzündungen)
- Epilepsie, Allergien und, wie neuerdings vermutet, auch Diabetes mellitus, die Zuckerkrankheit

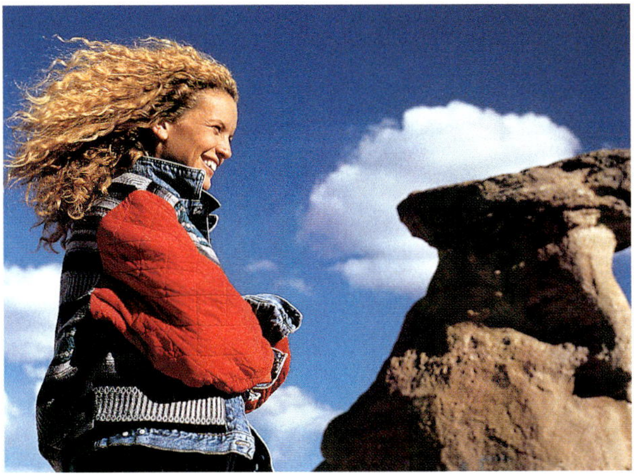

Bewegung im Freien hilft nicht nur den Geist auslüften, sondern entspannt auch den Körper – sorgt also für Erholung vom Alltagsstress.

Die Zunahme von Infektionen und Allergien hat in allen modernen Industriestaaten Besorgnis erregende Ausmaße angenommen. Immer mehr Menschen erkranken an Brust-, Haut- oder Lymphdrüsenkrebs. Viruserkrankungen wie Aids und Ebola-Fieber verzeichnen ebenfalls einen dramatischen Zuwachs. Über eine Million Deutsche leiden an chronischen Erschöpfungszuständen. Alle diese Erscheinungen haben eines gemeinsam: Sie gehen auf Störungen der körpereigenen Abwehr zurück.

Normal ist eine vorübergehende Abwehrschwäche im Krankheitsfall, nach Operationen, bei beruflichem oder psychischem Stress. Zudem tun wir aber selbst einiges, was unserem Körper zu schaffen macht.

Wie es zur Abwehrschwäche kommt

Immunschwäche entsteht unter starker psychischer Belastung und durch anhaltenden Stress. Auch durch Bewegungsmangel, falsche Ernährung, Genussgifte, Medikamente und umweltschädigende Stoffe werden die Abwehrzellen zeitweise außer Gefecht gesetzt. Die ungesunde Lebensweise vieler Menschen schwächt die Abwehrkräfte und erhöht die Anfälligkeit für rheumatische Erkrankungen, Infektionen und Krebs.

Symptome einer Abwehrschwäche

Störungen des Immunsystems können sich auf höchst unterschiedliche Weise bemerkbar machen. Eine Schwächung der körpereigenen Abwehr sollten Sie in Erwägung ziehen bei:

- Gesteigerter Infektanfälligkeit
- Pilzbefall
- Hautausschlägen, Schleimhautgeschwüren
- Quälendem Juckreiz, wie er z. B. bei der Neurodermitis auftritt
- Störungen des Verdauungsapparats, Durchfällen, starker Gewichtsabnahme
- Häufig wiederkehrenden, unerklärlichen Schmerzen, chronischen Krankheitsverläufen
- Leistungsverlust, vegetativer Erschöpfung, körperlicher Erschöpfung
- Durchblutungsstörungen, Potenzstörungen

Wenn einige dieser Symptome auf Sie zutreffen, dann könnte es sein, dass Ihre Abwehrkräfte geschwächt sind. In diesem Fall empfiehlt sich die Anwendung von abwehrstärkendem Schwarzkümmelöl.

Wer nie richtig krank ist, sich aber auch nie wirklich munter und aktiv fühlt, dem fehlen Antriebskräfte und eine intakte körperliche Abwehr. Überprüfen Sie Ihren Lebensstil und Ihre Arbeitsbedingungen auf mögliche Schwachstellen!

Warnsignale des Körpers

Auch wenn Sie über längere Zeit hinweg unter Erschöpfungszuständen leiden, eine blasse Gesichtsfarbe haben und häufig infektartige Symptome an sich feststellen, ist Ihr Immunsystem vermutlich geschwächt. In diesem Fall ist eine Behandlung mit Schwarzkümmelöl sinnvoll. Durch diese Therapie werden die Beschwerden merklich gelindert. Ihr Allgemeinbefinden bessert sich, die gesunde Gesichtsfarbe kehrt zurück – und das gestörte Gleichgewicht von Killer- und Kontrollzellen kommt allmählich wieder ins Lot.

Die Abwehrkräfte stärken

Nehmen Sie zur Stärkung Ihrer körpereigenen Abwehr 3-mal täglich 2 Schwarzkümmelölkapseln ein (Bezugsquellen siehe Seite 110). Geben Sie zusätzlich ein kleines Gläschen von 2 Milliliter flüssigem Schwarzkümmelöl oder Schwarzkümmelsamen in eine Schüssel mit 1 Liter heißem Wasser, und inhalieren Sie 2-mal am Tag je 10 Minuten damit. Diese zusätzliche Maßnahme regt über die Lunge das Immunsystem an.

Langfristig können Sie ein gestörtes Immunsystem nur durch eine gesunde Lebensweise wieder aufbauen. Daneben empfehlen sich Naturheilmittel wie Schwarzkümmel, die die körpereigene Abwehr mit ihren Wirkstoffen unterstützen.

Wenn das Immunsystem blockiert

Leiden Sie weiterhin unter Erschöpfungzuständen, dann sollten Sie – auch wenn die Schwarzkümmeltherapie anschlägt – nach den Ursachen suchen. So kann eine unentdeckte Entzündung im Körper der Auslöser sein. Sie kann das Immunsystem so sehr blockieren, dass es seine normalen Aufgaben nicht mehr wahrnehmen kann. Nachdem Sie den Infektionsherd lokalisiert und bekämpft haben, sollten Sie noch etwa ein halbes Jahr lang Ihre Schwarzkümmelöldosis einnehmen, damit sich Ihr Immunsystem wieder ganz erholen kann.

Ursachen für Immunblockaden

- Disstress (negativer Stress)
- Psychische Belastungen
- Umweltgifte
- Alkohol
- Zigaretten
- Falsche Ernährung
- Bewegungsmangel
- Unentdeckte Infektionsherde im Körper
- Allergien
- Medikamente
- Strahlenbelastung
- Stoffwechselstörungen
- Wohnraumdichte
- Identitätsverlust
- Integrationskonflikte
- Funktionelle Organstörungen

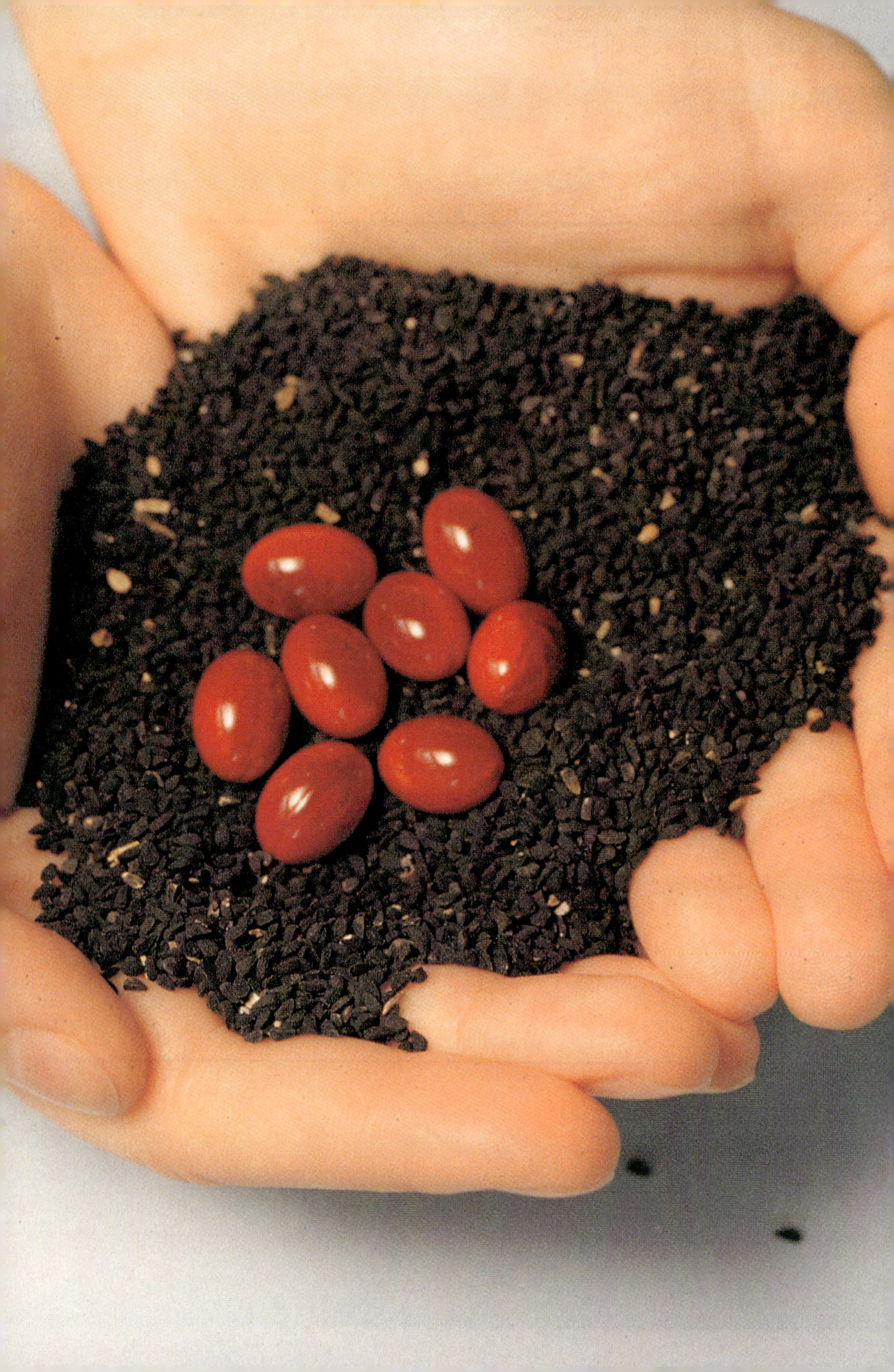

Wie Schwarzkümmel wirkt

Schwarzkümmelöl hat nachweislich einen regulierenden Einfluss auf das Immunsystem. Es liefert dem Organismus Stoffe, die zwar für ihn lebenswichtig sind, doch vom Körper nicht selbst hergestellt werden können. Von besonderer Bedeutung ist sein hoher Anteil an mehrfach ungesättigten Fettsäuren.

Fett macht fett! Mit dieser Devise sind Fette zum alleinigen Sündenbock von Übergewicht abgestempelt worden. Dass bestimmte Fettstoffe wie die mehrfach ungesättigten Fettsäuren ein lebensnotwendiger Bestandteil unserer Ernährung sind, wird oft vergessen.

Was Fettsäuren im Organismus leisten

Ungesättigte Fettsäuren sind unentbehrlich für die Zellatmung und die Stabilisierung der Zellmembranen. Sie sorgen für eine rasche Wundheilung und für straffe, glatte Haut. Fettsäuren aktivieren den Stoffwechsel, regulieren die Blutzirkulation und wirken der Ablagerung von überschüssigen Fetten im Gewebe entgegen. Auch für das reibungslose Funktionieren von Gehirn und Nervensystem spielen sie eine wichtige Rolle.

Bildung lebenswichtiger Prostaglandine

Der Organismus benötigt ungesättigte Fettsäuren, um wichtige immunregulatorische Substanzen herstellen zu können. So wird durch Linol- und Gamma-Linolensäure die Synthese von Prostaglandinen ermöglicht, hormonähnlichen Substanzen, die zum Teil entzündungshemmend wirken. Besonders das Prostaglandin E1 hat einen positiven Einfluss auf zahlreiche Körperfunktionen in Verbindung mit dem Immun-, dem Hormon- und dem Nervensystem.

Schwarzkümmel als Vitaminlieferant

Wenn Sauerstoff unvollständig verbrannt wird, entstehen freie Radikale. Sie können die Körperzellen schädigen oder sogar zerstören. Einen wirksamen Schutz vor ihrem Angriff bieten Antioxidanzien, die deshalb auch Radikalefänger genannt werden.

Für ein reibungsloses Funktionieren des Immunsystems sind neben mehrfach ungesättigten Fettsäuren eine Reihe von Vitaminen, Mineralstoffen und Spurenelementen unerlässlich. Von wenigen Ausnahmen abgesehen nehmen wir diese Vitalstoffe mit der Nahrung auf. Durch die zunehmende Belastung des Organismus mit Umweltgiften steigt jedoch der Bedarf an so genannten Antioxidanzien. Sie schützen die Körperzellen vor dem Angriff freier Radikale und verhindern somit schädliche Oxidationsprozesse. Mit diesen werden u. a. Herzerkrankungen und grauer Star, das Wachstum von Tumorzellen und vorzeitige Alterserscheinungen in Verbindung gebracht.

Um seine Funktion aufrechterhalten zu können, ist das Immunsystem daher auf eine zusätzliche Zufuhr von Antioxidanzien mit der Nahrung oder durch Nahrungsergänzung angewiesen.

Die Schutzfunktion der Antioxidanzien

Dem Schwarzkümmelöl sind Antioxidanzien zugesetzt, was folgende Vorteile mit sich bringt:

- Sie unterstützen das Immunsystem.
- Sie halten den Zellstoffwechsel intakt.
- Sie vernichten freie Radikale und bieten somit Schutz vor Krebs und anderen Krankheiten.
- Sie dienen der Emulgation des Schwarzkümmelöls und damit seiner besseren Verträglichkeit und schnelleren Wirkungsentfaltung im Körper.
- Sie schützen das Öl vor Oxidation und damit vor unerwünschten Veränderungen.
- Sie vermeiden das Aufstoßen, das bei der Einnahme von purem Schwarzkümmelöl auftreten kann.

Antioxidanzien und Immunsystem

Die folgenden Antioxidanzien sind von besonderer Bedeutung für das Immunsystem.

Beta-Karotin (Provitamin A)

Beta-Karotin sorgt für glatte, geschmeidige Haut und glänzendes, kräftiges Haar, schärft das Sehvermögen, schützt Schleimhäute und Zellen, stärkt die Abwehrkräfte. Die Bedeutung von Vitamin A für die Krebsvorbeugung ist durch Studien eindeutig nachgewiesen. Mikroskopische Untersuchungen zeigen, dass die Zufuhr von Vitamin A Tumorzellen wieder in den Normalzustand zurückführen kann. Vitamin A erhöht die Aktivität der Hauptabwehrzellen.

Antioxidanzien wirken wahre Wunder: Glatte Haut, weniger Falten, straffes Bindegewebe, kräftiges, volles Haar und jüngeres Aussehen erreichen Sie allein durch gezielt ausgewählte Kost.

Biotin

Biotin ist ein Schönheitsvitamin für Haare, Haut und Fingernägel. Es stabilisiert den Blutzuckerspiegel, hilft bei depressiven Verstimmungen und reguliert den Stoffwechsel von Fett, Eiweiß und Kohlenhydraten.

Folsäure

Dieses Vitamin ist wichtig für Nerven und Gehirn, Haut und Haare, Knochen, Schleimhäute, Wachstum und Blutbildung. Der Mangel an Folsäure führt zu Blutarmut.

Magnesium

Magnesium spielt eine wichtige Rolle für die Herzfunktion, die Nervenreizübertragung, die Muskeltätigkeit, und es steuert die Enzymaktivität. Magnesium ist ein wichtiges Element, das bei allen schnell ablaufenden energetischen Prozessen der Zelle benötigt wird. Es aktiviert ungefähr 300 Enzyme im Kohlenhydrat-, Fett- und Eiweißstoffwechsel. Magnesiummangel kann zur Inaktivität der Immunzellen und somit zu einem Zusammenbruch der körpereigenen Abwehr führen.

Selen

Weil Antioxidanzien nicht nur der Jugend und der Schönheit dienen, sondern auch Krankheiten wie Krebs bekämpfen, beschäftigen sich seit dem Beginn der neunziger Jahre viele Wissenschaftler mit diesen interessanten Schutzstoffen.

Selen dient der Schwermetallentgiftung, verbessert die Struktur von Haut und Haaren, stärkt Herz und Kreislauf, steigert die Konzentrationsfähigkeit. Es wirkt als Zell- und Immunschutz. Selenmangel erhöht die Anfälligkeit für Krebserkrankungen, außerdem die Anfälligkeit für Allergien.

Vitamin B1

Vitamin B1 ist das Energievitamin schlechthin. Es macht sich bei der Energiegewinnung aus Kohlenhydraten nützlich, und zwar sowohl in den Muskel- als auch in den Nervenzellen. Es fördert die Wundheilung, wirkt schmerzlindernd und stärkt die Herz-, Darm- und Skelettmuskulatur. Ohne Vitamin B1 wäre eine Regeneration des Nervensystems nach Belastungen nicht möglich. Es erhöht die Gedächtnisleistung, sorgt für geistige Frische und seelisches Gleichgewicht.

Vitamin B2

Dieses Vitamin bildet den zentralen Teil zweier Enzyme, die die Energieproduktion aus Nährstoffen wie Eiweiß, Fett und Kohlenhydraten in Gang setzen. Es ist wichtig für Haut, Haare und Fingernägel, schützt die Schleimhäute, erhöht die Sehkraft und steigert die Leistungsfähigkeit. Vitamin B2 spielt eine wichtige Rolle bei Blutbildung und Wachstum. Bei Vitamin-B2-Mangel können ähnliche Symptome auftreten, wie sie unter »Vitamin B6« beschrieben werden.

Vitamin B6

Dieses Vitamin stärkt Herz, Muskeln, Kreislauf und Nerven, schützt die Schleimhäute, kurbelt den Eiweißstoffwechsel an und erhöht die Abwehrkräfte. Bei Vitamin-B6-Mangel kann man Funktionsstörungen des Immunsystems beobachten: Charakteristisch sind gesprungene Mundwinkel, Rückbildung der Zungenschleimhaut, Rötung und Schuppenbildung der Haut um die Augenwinkel und um die Falten zwischen Nase und Wangen. Außerdem können Störungen des Nervensystems und Blutarmut auftreten.

Vitamin C reinigt den Körper von Umweltgiften und wirkt als Fänger von freien Radikalen der Tumorbildung entgegen. Es wehrt nämlich deren Angriff auf die Zellmembran ab, so dass Krebs erregende Substanzen nicht zum Zellkern vordringen können.

Vitamin C

Vitamin C hat im menschlichen Organismus zwei große Aufgaben: Immunschutz und Stabilisierung der Psyche. Es kräftigt außerdem das Bindegewebe, fördert die Wundheilung, sorgt für gesunde Zähne und kräftige Knochen. Zu den Warnzeichen eines Vitamin-C-Mangels gehören eine größere Anfälligkeit für Infektionskrankheiten und eine Neigung zu Schleimhautentzündungen. Vitamin C wirkt indirekt über Schutz- und Entgiftungsfunktionen auf das Immunsystem.

Vitamin E

Vitamin E ist ein Schutzfaktor für ungesättigte Fettsäuren, wirkt Durchblutungsstörungen entgegen und sorgt für ein gesundes Blutbild. Es ist wichtig für Zellatmung, Haut, Herzmuskelgefäße, Leber und Schleimhäute. Ein Mangel an Vitamin E führt zu einer vermehrten Klumpenbildung im Blut und zu einer Veränderung der Fließeigenschaften. Bei gleichzeitigem Selenmangel verringert sich die Produktion von Antikörpern, was ein erhöhtes Krebsrisiko mit sich bringt.

Zink

Bei Zinkmangel kann es zu einer vermehrten Anzahl von Killerzellen und einer verringerten Anzahl von Suppressorzellen kommen. Die Killerzellen greifen in der Folge körpereigene Substanzen an.

Zink sorgt für glatte, gesunde Haut und kräftiges, geschmeidiges Haar. Es fördert die Wundheilung und reguliert die Keimdrüsenfunktion. Zink ist in etwa 70 Enzymen im Körper enthalten. Ohne Zink käme ein erheblicher Teil aller Reaktionen im Zellstoffwechsel zum Erliegen. Die Wirkungsmechanismen unseres Immunsystems benötigen alle überdurchschnittlich viel Zink. Der Mineralstoff hat damit eine enorme Bedeutung in der Immunregulation. Bei Zinkmangel lassen sich eine vermehrte Anzahl von Helfer- und gleichzeitig eine verringerte Anzahl von Suppressorzellen registrieren. Außerdem führt Zinkmangel zu einer Verminderung der Lymphozyten und so zu einer erhöhten Anfälligkeit für Virusinfektionen.

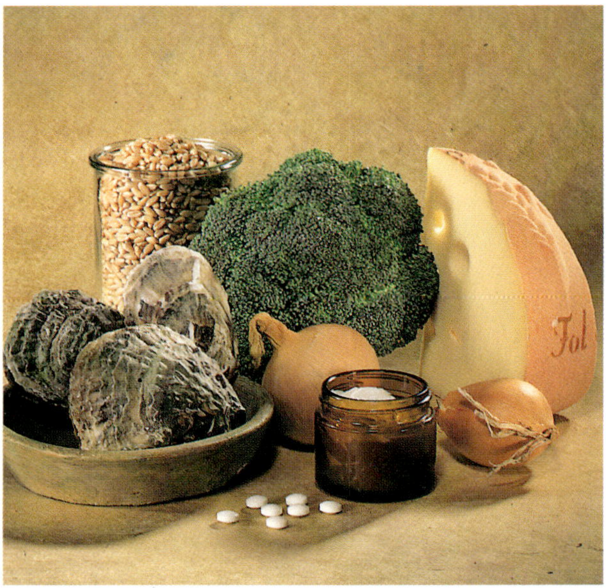

Austern – kein Luxus! Sie optimieren die Versorgung Ihres Organismus mit Zink. Hilfreich sind ebenfalls Leber, Eigelb, Hummer und Schaltiere, aber auch Getreide, Samen und Nüsse.

Schlüsselfunktion der Enzyme

Um neue Zellen aufbauen und Zellabfallstoffe zersetzen zu können, braucht der Organismus Enzyme. Auch für den Abbau der Abfallstoffe, die bei den ständigen Abwehrvorgängen im Immunsystem entstehen, sind Enzyme zuständig. Sie reinigen gewissermaßen das Immunsystem.

- Enzyme verbessern die Fließfähigkeit des Bluts.
- Enzyme spalten Immunkomplexe.

Enzyme sind Eiweißstoffe, die chemische Reaktionen im lebendigen Organismus beschleunigen. Sie haben u. a. entzündungshemmende und schmerzlindernde Eigenschaft, beeinflussen Immunvorgänge und verbessern die Tumorabwehr.

Krank machende Immunkomplexe

Immunkomplexe (Eiweißverbindungen) sind die Ursache für zahlreiche Erkrankungen, da sie sich z. B. in Gelenken und Blutgefäßen ablagern und dort Entzündungen hervorrufen können. Wenn der Organismus mit Enzymen unterversorgt ist, können die Immunkomplexe nicht gespalten und abtransportiert werden. Sie lagern sich im Körper ab und verursachen die unterschiedlichsten Beschwerden von rheumatischen Erkrankungen über Gefäßverkalkungen bis zum Herzinfarkt. Im schlimmsten Fall können sich bösartige Tumoren entwickeln. Wenn Enzyme in ausreichender Zahl vorhanden sind, lösen sie die Immunkomplexe auf und machen das Blut wieder dünnflüssiger.

Wenn Giftstoffe den Körper überfluten

Jeder als fremd erkannte Stoff löst im Immunsystem eine Reaktion aus. Diese Abwehrvorgänge führen zur Entstehung von Immunkomplexen und Entzündungsstoffen. Je länger der Körper durch unverträgliche Fremdstoffe gereizt wird, desto mehr giftige Entzündungsprodukte sammeln sich an. Werden diese wegen Enzymmangel nicht abgebaut, kommt es zu allergischen Reaktionen. Irgendwann ist dann der Punkt erreicht, an dem Immunkomplexe und Giftstoffe den Körper so überfluten, dass es neben Allergien auch zu schweren funktionellen Organschäden und Folgeerkrankungen kommt. Die häufigsten Beschwerden sind:

- Asthma bronchiale, spastische Bronchitis und Infektbronchitis
- Heuschnupfen
- Ohrekzeme, Hautjucken, Neurodermitis und Hautekzeme
- Durchblutungsstörungen
- Zu schneller Herzschlag
- Durchfälle, Darmentzündungen, Blähungen, Sodbrennen und Magenschleimhautreizungen
- Gelenkentzündungen
- Müdigkeit und Erschöpfungszustände

Greifen Sie zu exotischen Früchten! Besonders die Papaya und die Ananas sind reich an wichtigen Enzymen. Ältere Menschen und Personen, die unter Stress oder einer Krankheit leiden, haben einen erhöhten Enzymbedarf.

Ganzheitlicher Therapieansatz

Viele hochwirksame Medikamente der Pharmaindustrie, die bei diesen Erkrankungen verschrieben werden, sind wahre Chemiebomben. Viele davon haben schädliche Nebenwirkungen. Greifen Sie daher lieber zu sanften Naturheilmitteln.

Bei Bronchitis und allergischem Asthma kann man beispielsweise mit der Einnahme von mehrfach ungesättigten Fettsäuren in jener Zusammensetzung, die im ägyptischen Schwarzkümmelöl gegeben ist, beste Heilerfolge erzielen.

Bei Durchblutungsstörungen, Schwindel, Beinschwellungen, Gelenkschmerzen und schlecht heilenden Wunden hat sich zudem die regelmäßige Einnahme von Enzymen bewährt. Sie wirken entzündungshemmend, abschwellend, schmerzlindernd und beschleunigen bei Verletzungen den Heilungsprozess.

Optimieren Sie Ihr Immunsystem

In der Funktion der körpereigenen Abwehr liegt die Antwort auf die Frage, warum die einen ständig krank werden, andere dagegen von allem verschont bleiben. Warten Sie nicht ab, bis sich Beschwerden einstellen, sondern kümmern Sie sich rechtzeitig um Ihr Immunsystem. Es ist mit Sicherheit sinnvoller, einige Zeit in eine Immuntherapie zu investieren, als später viel mehr Zeit bei Ärzten oder im Krankenhaus zu verbringen.

Enzyme als Nahrungsergänzung

Für ein intaktes Immunsystem sind mehrfach ungesättigte Fettsäuren, Vitamine und Enzyme von grundlegender Bedeutung. Wenn Sie genug von diesen Vitalstoffen zu sich nehmen, sind Sie gegen Infektionen jeder Art bestens gewappnet. Was die Fettsäuren und Vitamine betrifft, so sind diese in Schwarzkümmelpräparaten bereits in ausreichender Menge enthalten – lediglich um die zusätzliche Zufuhr von Enzymen müssen Sie sich noch kümmern. Mit einer gesunden Ernährung und Schwarzkümmel sind Sie auf der sicheren Seite.

Enzyme sind als Dragees rezeptfrei in der Apotheke erhältlich. Die Einnahme erfolgt in der Regel dreimal täglich in nüchternem Zustand und erstreckt sich über einen Zeitraum von drei bis vier Wochen. Lesen Sie aber in jedem Fall die Packungsbeilage.

Das Wirkungsspektrum von Enzymen

Die zusätzliche Gabe von Enzymen empfiehlt sich bei

- Arteriosklerose
- Thrombosen
- Virusinfektionen
- Schlecht heilenden Wunden
- Harnwegsinfekten
- Immunschwäche
- Krampfadern
- Rheumatischen Krankheiten
- Sportverletzungen
- Zahnchirurgischen Eingriffen
- Prostatabeschwerden
- Tumorerkrankungen

Biosystem Mensch

Der menschliche Organismus stellt ein fein abgestimmtes und harmonisch reguliertes Biosystem dar, das sich seinerseits aus mehreren wechselwirksamen Systemen zusammensetzt. Der Körper hat allein sechs verschiedene Hauptorgansysteme, die in ihrem Zusammenspiel aufeinander abgestimmt und zu diesem Zweck mit Fettsäuren, Vitaminen und Enzymen versorgt werden müssen. Zu bestimmten Zeiten gilt es, einzelne Organe zu vermehrter Tätigkeit anzuregen, während andere in ihrer Tätigkeit gedrosselt werden müssen. Zur Abstimmung dieser komplexen Vorgänge verfügt unser Körper über zwei Steuerungssysteme:

- Das Hormonsystem
- Das Nervensystem

Das Funktionieren des Organismus hängt vom reibungslosen Zusammenspiel vielfältiger Stoffe ab. Schwarzkümmelöl enthält ein ungewöhnlich breit gefächertes Spektrum dieser Wirksubstanzen.

Steuerung der Organsysteme

Durch seine wertvollen Inhaltsstoffe wirkt sich Schwarzkümmelöl günstig auf die folgenden Organsysteme aus:

- Auf das Atmungssystem, das aus den Atemwegen mit Nase, Rachen, Kehlkopf und Lungen besteht
- Auf das Bewegungssystem, zu dem Muskeln, Knochen, Sehnen, Bänder und Gelenke gehören
- Auf das Harnsystem, das Nieren, Harnleiter, Blase und Harnröhre umfasst
- Auf das Kreislaufsystem, zu dem die Blutgefäße, das Blut- und Lymphsystem sowie das Herz zählen
- Auf das Sinnessystem, das aus Augen, Ohren, Nase, den Geschmacksorganen der Zunge und den Tastorganen der Haut besteht
- Auf das Verdauungssystem, das Mundhöhle, Rachenraum, Speiseröhre, Magen, Bauchspeicheldrüse, Leber und Darm umfasst

Mittel ohne negative Begleiterscheinungen

Da die ungesättigten Fettsäuren ihre Wirkung im Organismus nur sehr langsam entfalten, sollte sich eine Schwarzkümmelkur über einen Zeitraum von drei bis sechs Monaten erstrecken. Als reines Naturprodukt kann Schwarzkümmelöl bedenkenlos über einen längeren Zeitraum hinweg eingenommen werden.

- Schwarzkümmelöl ist ausgezeichnet verträglich.
- Es eignet sich in etwas geringerer Dosierung auch für Kinder.
- Es kann hervorragend zum gesundheitsbewussten Kochen verwendet werden.

Die einzige bekannte Nebenwirkung von Schwarzkümmelöl ist ein leichtes Aufstoßen zu Beginn der Einnahme. Dieses Phänomen verschwindet allerdings erfahrungsgemäß nach wenigen Tagen.

In seltenen Fällen kann es bei der Einnahme von Schwarzkümmelöl zu Magen-Darm-Beschwerden kommen. Die Ursache sind Entgiftungserscheinungen, die mit dem Abbau toxischer Substanzen einhergehen.

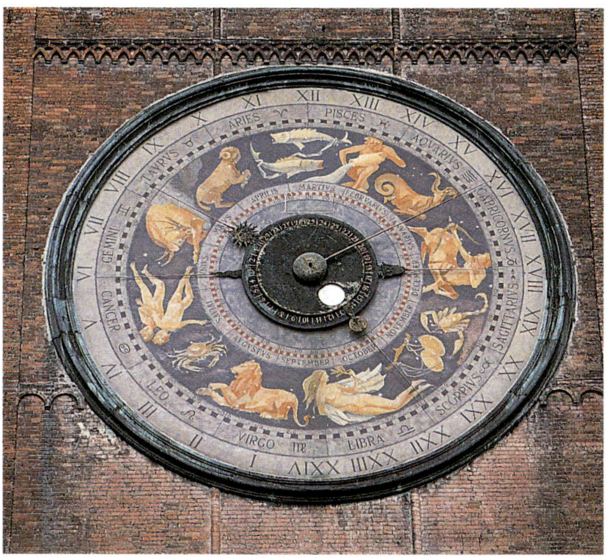

Für eine Schwarzkümmelkur gibt es keine jahres- oder tageszeitliche Einschränkung – die beste Zeit dafür ist ... jetzt!

Überliefertes Erfahrungswissen

Im Orient wird die Gewürzpflanze Schwarzkümmel schon seit Jahrhunderten zu Heilzwecken eingesetzt:

- Bei Allergien und Entzündungen
- Bei Menstruationsbeschwerden
- Zur Stimmungsaufhellung bei Depressionen
- Bei Asthma und Bronchitis
- Bei Neurodermitis
- Bei Verdauungsbeschwerden
- Bei Potenzschwäche

Überlieferung und moderne Wissenschaft belegen übereinstimmend die positive Wirkung von Schwarzkümmel bei den unterschiedlichsten Beschwerden. Neuerdings weist vieles darauf hin, dass Schwarzkümmel auch das Wachstum von Tumorzellen hemmen kann.

Auch in Europa nutzte man früher Schwarzkümmelöl als wirksames Naturheilmittel:

- Gegen Blähungen
- Zur Bekämpfung der Ruhr
- Bei Magen- und Lungenleiden
- Gegen Gelbsucht
- Zur Vermehrung der Harnausscheidung
- Zur Stärkung des Milchflusses bei stillenden Müttern

Neue wissenschaftliche Erkenntnisse

Die Heilkraft von Schwarzkümmel ist inzwischen auch in den USA bekannt. Neuere Forschungen haben seine antiseptische (bakterienabtötende) und antimykotische (pilzabtötende) Wirkung bestätigt. Sogar einen blutzuckersenkenden Effekt des Schwarzkümmels haben die Wissenschaftler festgestellt. Seine Schutzfunktion gegen Krebs und Diabetes hat sich inzwischen genauso herumgesprochen wie sein regulierender Einfluss auf das Immunsystem, das vor allem bei Allergien stark gestört ist. Seither ist die Nachfrage nach Schwarzkümmelöl als Nahrungsergänzungsmittel in den USA kaum noch zu befriedigen.

Schwarzkümmel bei Diabetes

Bezeichnend ist der Fall einer 58-jährigen Frau, die an Diabetes vom Typ II litt, dem so genannten Alterszucker. Sie hatte Bluthochdruck und starkes Übergewicht. Bei Altersdiabetes bringt in den meisten Fällen schon eine Gewichtsabnahme Besserung. Nur bei einer schon eingeschränkten Funktion der Bauchspeicheldrüse sind Medikamente erforderlich. Deshalb stellte ihr Hausarzt zunächst einen strikten Diätplan für sie auf.

Die Frau sollte 15 Kilogramm abnehmen. Anfangs schwanden die Pfunde auch ganz nach Plan. Doch dann war ein Punkt erreicht, an dem sich der Zeiger der Waage nicht mehr weiter nach unten bewegte. Der Blutzuckerspiegel war zwar gesunken, schien sich aber ohne Medikamente nicht normalisieren zu lassen.

Durch Untersuchungen amerikanischer Forscher wurde bestätigt, dass Schwarzkümmel blutzuckersenkende Eigenschaften besitzt. Diese Wirkung kann so intensiv sein, dass manche Patienten während der Behandlung sogar in den Unterzucker kommen.

Die rettende Veröffentlichung

In ihrer Verzweiflung entschloss die Frau sich zu einer Therapie mit Schwarzkümmelöl, von dem sie in einer Zeitung gelesen hatte. Sie kaufte sich in der Apotheke Schwarzkümmelöl in Kapselform und nahm zur Basisbehandlung die empfohlene Dosis von dreimal zwei Kapseln pro Tag ein. Ergänzend nahm sie vor jeder Mahlzeit je einen Esslöffel einer Spezialrezeptur aus Schwarzkümmelpulver, Inula helenum, Origanum syriacum und fein gemahlenen Granatapfelschalen (siehe Seite 41) zu sich. Schon nach drei Wochen hatte sich der Blutzuckerspiegel deutlich gesenkt, und auch im Krieg gegen die Pfunde begannen sich wieder Erfolge abzuzeichnen. Das Schwarzkümmelöl hatte auch den Stoffwechsel und die Verdauung der Patientin positiv beeinflusst. Nach weiteren drei Wochen lagen ihre Zuckerwerte schon fast wieder im normalen Bereich.

Die optimale Blutzuckerregulation

Bei gesundem Stoffwechsel liegt der Blutzuckerwert etwa bei 100 bis 120 Milligramm pro Deziliter Blut und sinkt im nüchternen Zustand bis auf etwa 70 Milligramm ab. Sind die Zuckerwerte dauerhaft auf einen Wert von 160 Milligramm oder mehr erhöht, ist mit gesundheitlichen Folgen zu rechnen. Sie reichen von Gefäßschädigungen und Nierenerkrankungen über Sehschwäche bis hin zu Nervenschäden und Impotenz.

- Beim angeborenen Typ-I-Diabetes (vorwiegend bei Jugendlichen) produziert die Bauchspeicheldrüse zu wenig oder überhaupt kein Insulin. Es muss daher von außen zugeführt werden.
- Beim Typ-II-Diabetes spricht das Körpergewebe nicht genügend auf das Insulin an, wobei Übergewicht diese Insulinresistenz verstärkt.

Wenn Ihre Eltern oder Geschwister bereits zuckerkrank sind, sollten Sie regelmäßig Ihre Zuckerwerte kontrollieren und möglichst kein Übergewicht haben. Eine erbliche Veranlagung zu Typ-II-Diabetes kann bei einer konsequenten und vernünftigen Lebensweise unwirksam bleiben.

Was Sie bei Diabetes tun können

Die meisten Typ-II-Diabetiker können ihre erhöhten Blutzuckerwerte allein dadurch normalisieren, dass sie abnehmen. Außerdem ist eine ausgewogene, kohlenhydratarme Diät ratsam. Nach neuesten wissenschaftlichen Erkenntnissen sind zuckerhaltige Nahrungsmittel nicht mehr streng verboten. Und mit dem lästigen Zählen von Kalorien und Broteinheiten ist es nun allem Anschein nach ebenfalls vorbei.

Weil auch allergische Veranlagungen Diabetes auslösen können, ist ein gesundes Immunsystem sehr wichtig für alle Menschen mit Zuckerproblemen. Neue Forschungsergebnisse aus amerikanischen Labors haben bewiesen, dass Schwarzkümmelöl in solchen Fällen über eine Stärkung des Immunsystems den Blutzuckerspiegel senken kann.

Anwendung bei Diabetes

Empfohlen wird als Basisbehandlung bei Diabetes mellitus die tägliche Einnahme von 3-mal 2 Kapseln bzw. 25 Tropfen Schwarzkümmelöl. Diese Anwendung sollte mindestens über einen Zeitraum von 4 Wochen erfolgen und kann danach noch beliebig lange fortgesetzt werden.

Zu hohe Blutzuckerwerte führen zur Zuckerkrankheit, zu niedrige Blutzuckerwerte können einen Schock auslösen. Zuckerkranke sollten daher – vor allem bei sportlicher Betätigung, die viel Energie verbraucht – stets Traubenzucker bei sich haben.

Regelmäßige ärztliche Kontrolle

Während der Schwarzkümmeltherapie ist unbedingt auf eine regelmäßige Kontrolle der Blutzuckerwerte zu achten. Bei manchen Patienten senken sich diese so drastisch, dass es zu einer Unterzuckerung kommen kann. Handeln Sie daher keinesfalls auf eigene Faust, und beraten Sie sich mit Ihrem Arzt. Diabetes mellitus ist keine Bagatelle – und Schwarzkümmel ist ein hochwirksames Naturheilmittel.

Spezialrezeptur gegen Diabetes

Zutaten: *1 Glas Schwarzkümmelsamen • 1 Glas Inula Helenum • 1 Glas Origanum syriacum • 1 Glas Granatapfelschalen*

Zubereitung: Schwarzkümmelsamen, Inula Helenum und Origanum syriacum sehr fein mahlen und in eine Schüssel geben. Die Granatapfelschalen grob zerkleinern und etwa 1 Tag trocken lassen, anschließend ebenfalls sehr fein mahlen und mit den übrigen Zutaten vermischen. Das Pulver in einem dunklen Schraubglas kühl und trocken aufbewahren.

Anwendung: Etwa 15 Minuten vor jeder Mahlzeit 1 Esslöffel von dieser Mischung einnehmen. Die Anwendung kurmäßig 4 Wochen lang vornehmen, dann allmählich die Menge reduzieren.

Die Mengenangabe 1 Glas entspricht 150 bis 200 Milliliter.

Schwarzkümmel und Krebs

Schwarzkümmel kann Krebs zwar nicht heilen, er ist aber ein wirksames Mittel zur begleitenden Tumorbehandlung und eine gute Prophylaxe, damit die Krankheit gar nicht erst zum Ausbruch kommt.

Im Krebsforschungsinstitut von Hilton Head Island in South Carolina suchten Wissenschaftler nach einem Wirkstoff, der Tumorzellen zerstört, ohne das gesunde Gewebe zu schädigen, wie dies bei Chemotherapie und Bestrahlung der Fall ist.

Das Ergebnis übertraf alle Erwartungen der Forscher. Nachzulesen ist es in der »Study of Nigella sativa on Humans«, dem ersten wissenschaftlichen Bericht zur Krebs bekämpfenden Wirkung von Schwarzkümmelöl. Aus dieser Studie geht hervor, dass Schwarzkümmel anderen Therapeutika in vielerlei Hinsicht überlegen ist: »Schwarzkümmelextrakt stellte sich als effektiver heraus, ohne dass die starken Nebenwirkungen chemotherapeutischer Antikrebsmedikamente und Bestrahlungen auftraten«, heißt es sinngemäß in der Zusammenfassung der Untersuchungsbefunde.

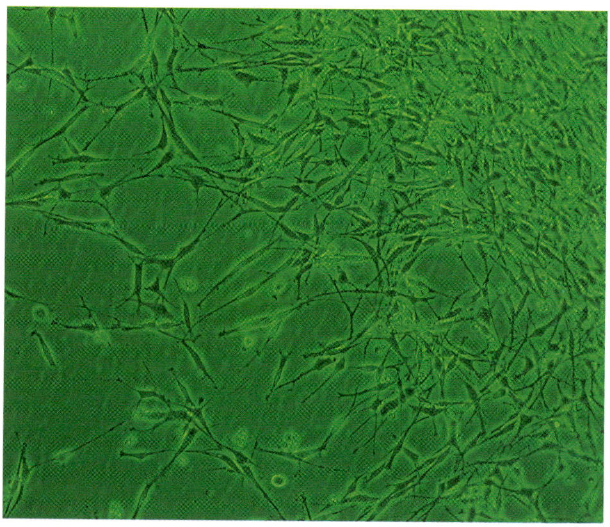

Krebszellen entstehen durch Fehler in der Erbinformation. Ausgereifte Zellen teilen sich unkontrolliert und werden vom Immunsystem nicht als Fremdkörper erkannt.

Ideales Mittel zur Krebsvorbeugung

In der Studie werden mehrere Faktoren aufgelistet, die Schwarzkümmelöl als ideales Mittel für die begleitende Krebstherapie und Krebsvorbeugung ausweisen. Sie stützen sich auf die Annahme, dass ein stabiles Immunsystem Tumorzellen rechtzeitig erkennen und zerstören kann. Schwarzkümmelöl hilft bei der Tumorbekämpfung auf mehrfache Weise:

- Es regt die Bildung von Knochenmarkszellen an.
- Es steigert die Produktion der Immunzellen.
- Es erhöht die Interferonproduktion.
- Körperzellen werden dadurch besser vor schädigenden Einflüssen geschützt.
- Tumorzellen werden zerstört.
- Die Zahl der Antikörper produzierenden B-Zellen wird dadurch erhöht.

Die Stärkung des Immunsystems ist die beste Vorbeugung gegen Tumorerkrankungen. Schwarzkümmelöl löst Immunblockaden auf – dadurch wird es dem Körper möglich, alle vorhandenen Energien auf die Bekämpfung des inneren Feinds zu richten.

Nachweisliche Erfolge bei der Krebstherapie

Das Cancer Immuno-Biology Laboratory of South Carolina führte eine Versuchsreihe durch, bei der Mäuse mit Tumorzellen infiziert wurden. Zwei Drittel der mit Schwarzkümmelextrakt behandelten Tiere war 30 Tage nach der Tumorinfektion noch am Leben. Die Mäuse hingegen, die ohne Schwarzkümmelbehandlung geblieben waren, starben alle in diesem Zeitraum.

Ähnlich viel versprechende Ergebnisse erbrachten Versuche mit menschlichen Knochenmarkszellen und Tumorzellen: Eine 250-prozentige Vermehrung von Knochenmarkszellen und eine fast 50-prozentige Hemmung beim Wachstum von Tumorzellen waren als direkte Wirkung der Schwarzkümmelöltherapie nachweisbar. Die Einnahme von Schwarzkümmelöl ist daher eine wirksame Unterstützung jeder Krebstherapie.

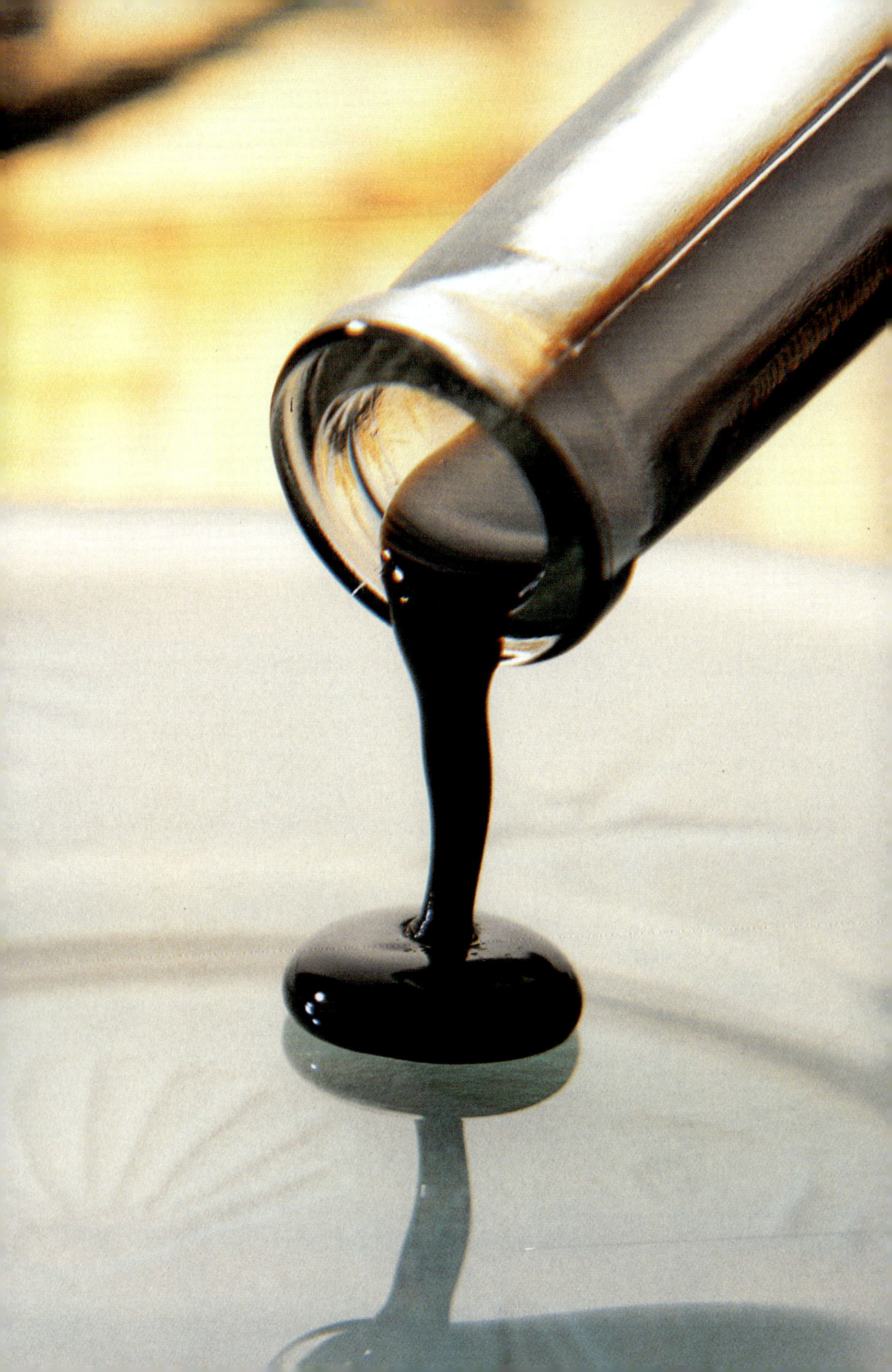

Die Anwendung von Schwarzkümmelöl

Chemische Medikamente sind nicht dazu geeignet, um ein gestörtes Immunsystem wieder zu harmonisieren. Die Natur dagegen hält Mittel bereit, die das fein abgestimmte System der körpereigenen Abwehr auf schonende Weise wieder ins Gleichgewicht bringen.

Eine sanfte Alternative

Ein solches Naturheilmittel, das sich zudem seit alters bewährt hat, ist Schwarzkümmel. Er hat ähnliche Wirkstoffe wie die Nachtkerze oder der Borretsch. Schwarzkümmel ist kein Medikament, sondern ein Mittel zur Nahrungsergänzung. Seine Einnahme zielt nicht darauf ab, Körperabläufe direkt zu beeinflussen. Sie schafft oder verbessert vielmehr die Voraussetzungen dafür, dass sie reibungslos ablaufen können.

Die Anwendung von Schwarzkümmel ist mit jeder anderen medizinischen Therapie verträglich. Man sollte sich jedoch auch darüber klar sein, dass es sich um ein unterstützendes Hilfsmittel handelt und keine Sofortheilung zu erwarten ist.

Natürliche Wirkungsbeschleuniger

Bei der Herstellung von Rezepturen für kurmäßige Anwendungen muss Schwarzkümmelöl ganz besonderen Anforderungen gerecht werden. Das hatten schon die Mediziner im alten Ägypten erkannt, und die Naturheilkundler unserer Zeit haben es bestätigt.
Schwarzkümmelöl, das zu solchen Zwecken mit anderen Substanzen vermischt wird, verstärkt man deshalb mit wichtigen membranstabilisierenden Natursubstanzen, so dass es eine besonders schnelle und gleichbleibende Wirkung erzielt.

Zusatz von Olivenöl

Bewährt haben sich beispielsweise Zubereitungen aus Schwarzkümmel- und Olivenöl. Dieses »Schwarzkümmelöl spezial« hilft bei Beschwerden des Verdauungssystems, unterstützt aber auch besonders wirksam die Funktion der Immunabwehr.

Schwarzkümmelöl, dem feinstes kaltgepresstes Olivenöl zugesetzt wurde, hat zudem die Eigenschaft, andere Zutaten in ihrer Wirkung zu verstärken und besser miteinander zu verbinden, insbesondere bei Erwärmung. Bei der Herstellung von Rezepturen ist dies ganz besonders wichtig.

Schwarzkümmel ist in allen gut sortierten Reformhäusern und Apotheken erhältlich. Er kann in Form von Samen, als reines oder in Gelatinekapseln abgefülltes Öl oder als ätherisches Öl verwendet werden.

Empfohlene Dosierung

Schwarzkümmelöl entfaltet seine immunologische Schutzwirkung, wenn man täglich eine Dosis von 1,5 bis 3 Gramm zu sich nimmt. Das entspricht der Menge von 3-mal täglich 1 bis 2 Kapseln bzw. 3-mal 20 bis 25 Tropfen. Die Einnahme sollte über einen Zeitraum von 3 bis 6 Monaten erfolgen. Von Fall zu Fall können aber auch eine höhere Dosierung und eine längere Anwendungszeit bedenkenlos empfohlen werden.

Breit gefächertes Wirkungsspektrum

Die unterschiedlichen Bestandteile des Schwarzkümmelöls ergänzen sich so perfekt, dass der menschliche Organismus und der Stoffwechsel davon auf sehr vielfältige Weise profitieren. Das bewährte Naturheilmittel verdankt seine hohe Wirksamkeit dem komplexen Zusammenspiel von rund 100 verschiedenen Wirkstoffen. Die wichtigsten dieser Stoffe, deren exakte wissenschaftliche Erforschung noch in ihren Anfängen steckt, sind in der nebenstehenden Liste aufgeführt.

Auf Qualitätsunterschiede achten

Schwarzkümmel ist nicht gleich Schwarzkümmel. Die Unterschiede zwischen den einzelnen Marken sind beträchtlich. Nehmen Sie daher nicht irgendein ungeprüftes Schwarzkümmelöl aus dem Sonderangebot. Um sicherzugehen, dass Sie wirklich gute Qualität erwerben, lassen Sie sich bezüglich der Güte der Schwarzkümmelprodukte im Reformhaus oder in der Apotheke von Fachleuten beraten.

- Beim Schwarzkümmel ist die medizinische und kosmetische Wirksamkeit der Pflanze auch von der Sorte und ihrem Herkunftsort abhängig.
- Auch die Anbaubedingungen, also beispielsweise der Boden oder die Intensität der Sonneneinstrahlung, haben großen Einfluss auf die Eigenschaften des Schwarzkümmels.
- Anbaumaßnahmen und Kaltpressung sind weitere Voraussetzungen für die Bewahrung der Wirkstoffe.

Bei Mischölen, die mit anderen Nahrungsergänzungsfetten gestreckt wurden, kann die Wirksamkeit um bis zu 50 Prozent eingeschränkt sein. Achten Sie daher unbedingt auf die Angabe »100 Prozent reines Schwarzkümmelöl«.

Inhaltsstoffe des Schwarzkümmelöls

- Alpha-Pinen
- Beta-Pinen
- Sabinen
- Limonen
- 1,8-Zineol
- Alpha-Terpinen
- p-Zymen
- Artemisiaketone
- Sabinenhydrate
- Linalool
- Beta-Thujon
- Bornylazetat
- Borneol
- Karvon
- Thymol
- Karvakrol
- Thymohydrochinon
- Stearinsäure
- Arachinsäure
- Palmitinsäure
- Myristinsäure
- Palmitinoleinsäure
- Behensäure
- Weitere Substanzen

Schwarzkümmel aus Ägypten

Dem heutigen Stand der Forschung nach hat ägyptischer Schwarzkümmel die höchste therapeutische Wirksamkeit. Sein Wachstum unterliegt optimalen klimatischen Bedingungen. Ägyptischer Schwarzkümmel wächst nicht nur unter strahlender Sonne und auf geeigneten Böden, er stammt darüber hinaus aus biologisch-kontrolliertem Anbau, und sein Öl wird im schonenden Kaltpressverfahren gewonnen.

Gleichbleibender Wirkstoffgehalt

Schwarzkümmelölkapseln erleichtern die Einnahme z. B. bei der Arbeit oder im Restaurant. Die aufwändigere Verarbeitung schlägt sich allerdings auch in einem höheren Preis nieder, und sie verlangsamt die Aufnahme der Wirkstoffe im Körper.

Die Konzentration der verschiedenen Wirkstoffe des Schwarzkümmels ist vom Gewinnungsverfahren abhängig. Unterschiedliche Methoden bei Anbau, Ernte und Weiterverarbeitung führen hier zu beträchtlichen Schwankungen. Das Gleiche gilt auch für Verunreinigungen, zu denen es bei allen drei Verarbeitungsschritten kommen kann.

Inzwischen hat man jedoch moderne Verfahren entwickelt, die dem Schwarzkümmel einen stets gleichbleibenden Wirkstoffgehalt sichern. Auch Belastungen werden auf diese Weise ausgeschlossen.

Standardisierte Dosierung

Ägyptischer Schwarzkümmel ist in Deutschland in unterschiedlicher Form und Konsistenz erhältlich. Schwarzkümmelöl in Kapselform hat den Vorteil, dass es vor dem Einfüllen auf Inhaltsstoffe und mögliche Verunreinigungen hin untersucht wurde. Daher kann hier eine sehr genaue Dosierung erfolgen. Bei Qualitätsprodukten mit flüssigem Schwarzkümmelöl, die schwerer zu dosieren sind, sollten sich Patienten genau an die empfohlene Einnahmemenge halten.

Zusätzliche Vitalstoffe

Wenn Sie 2- bis 3-mal täglich 2 Kapseln bzw. 20 Tropfen Schwarzkümmelöl einnehmen, decken Sie genau Ihren Bedarf an mehrfach ungesättigten Fettsäuren. Diese Fettsäuren sind lebenswichtig für den Stoffwechsel, das Gewebe, die Nerven und inneren Organe. Zusätzlich stellen Sie durch die Einnahme auch Ihren Vitaminbedarf sicher.

Sie nehmen zusätzlich zur Nahrung Multivitamintabletten ein? Darauf können Sie ab sofort verzichten: In Schwarzkümmelöl sind die Vitamine bereits enthalten.

Wirksamer Oxidationsschutz

Ungesättigte Fettsäuren haben die Tendenz, andere Moleküle an sich zu binden. Wenn es sich dabei um Sauerstoffmoleküle handelt, besteht die Gefahr, dass sie für den Körper schädlich werden. In den luftdicht abgeschlossenen Kapseln sind die wertvollen Inhaltsstoffe vor Sauerstoff geschützt. Zudem werden die Kapseln mit natürlichen Konservierungsstoffen wie den Antioxidanzien Vitamin E und Beta-Karotin angereichert.

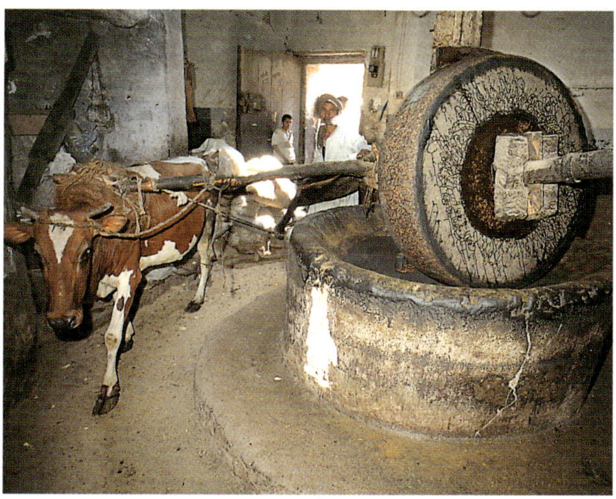

In der 350 Jahre alten Ölmühle in Qus bei Luxor wird noch heute auf traditionelle Weise Schwarzkümmel vermahlen.

Äußerliche Anwendung

Schwarzkümmelöl wird äußerlich angewandt bei:
- Störungen der Hautfunktion
- Entzündungen
- Ekzemen
- Prellungen und Verstauchungen
- Blutergüssen
- Hautparasiten
- Hautpilz
- Neurodermitis
- Akne
- Schuppenflechte (Psoriasis)

Verstauchungen und Prellungen sind eine häufige Begleiterscheinung bei sportlicher Betätigung. Dank Schwarzkümmel sind Sie bestimmt bis zum nächsten Training wieder fit.

Heilerfolge bei Erkrankungen der Haut

Zur Behandlung dieser Krankheiten wird flüssiges Schwarzkümmelöl pur oder in Verbindung mit anderen heilenden Stoffen zum Einreiben verwendet. Bewährt hat sich auch die Mischung von fein gemahlenen Schwarzkümmelsamen und Apfelessig.

Spezialrezeptur zur äußerlichen Anwendung

Zutaten: *2 Glas Apfelessig • 1 Glas fein gemahlene Schwarzkümmelsamen • 1 Glas Stärkemehl*

Zubereitung: Den Apfelessig erhitzen und die gemahlenen Schwarzkümmelsamen unterrühren. Nach kurzem Aufkochen das Stärkemehl dazugeben und die Masse gut vermischen. Anschließend die Schwarzkümmelcreme abkühlen lassen.

Anwendung: Die Masse 2-mal täglich auf die betroffenen Hautstellen verteilen. Am besten wirkt die Salbe, wenn Sie vor dem Schlafengehen aufgetragen wird. Besonders Hautpilzpatienten haben mit dieser Mischung ausgezeichnete Heilerfolge erzielt.

Innerliche Anwendung

Schwarzkümmel hat den großen Vorteil, dass er sich gleichzeitig zur äußerlichen und zur innerlichen Anwendung eignet. Auch für die Einnahme von Schwarzkümmelöl kennt die Naturheilkunde spezielle Rezepturen, in denen das Heilöl als Grundbestandteil mit weiteren Stoffen ergänzt wird.

Gute Ergebnisse bei Diabetikern

Ein Beispiel hierfür ist die unten stehende Rezeptur gegen Diabetes mellitus, die Zuckerkrankheit. Sie hat sich zusätzlich zur oralen Einnahme von täglich 3-mal 2 Kapseln bzw. 3-mal 25 Tropfen Schwarzkümmelöl bewährt. Die Wirkung dieser Rezeptur kann so intensiv sein, dass manche Patienten sogar in den Unterzucker kommen. Eine regelmäßige Kontrolle des Blutzuckerspiegels ist daher überaus wichtig. Besprechen Sie die Einnahme zuvor mit Ihrem Arzt!

Auch zur innerlichen Anwendung kennt die Naturheilkunde Schwarzkümmelrezepturen, die gezielt bei den unterschiedlichsten Erkrankungen eingesetzt werden.

Spezialrezeptur zur innerlichen Anwendung

Zutaten: *1 Glas Schwarzkümmelsamen*
1 Glas Inula Helenum • 1 Glas Origanum syriacum
1 Glas Granatapfelschalen

Zubereitung: Schwarzkümmel, Inula Helenum und Origanum syriacum fein mahlen und in eine Schüssel geben. Die Granatapfelschalen grob zerkleinern, etwa 1 Tag trocknen lassen, anschließend ebenfalls fein mahlen und mit den übrigen Zutaten vermischen. In einem dunklen Schraubglas kühl und trocken aufbewahren.

Anwendung: Etwa 15 Minuten vor jeder Mahlzeit 1 Esslöffel von dem Pulver einnehmen. Die Anwendung kurmäßig 4 Wochen lang vornehmen, dann allmählich die Menge reduzieren.

Behandlung von Allergien

Umweltverschmutzung, Stress und Ernährungsfehler können das Immunsystem so aus dem Gleichgewicht bringen, dass es mit überschießenden Reaktionen auf ansonsten völlig harmlose Substanzen wie Tierhaare oder Pollen antwortet.

Schwarzkümmelöl hat sich immer wieder für therapeutische Anwendungen bewährt, die auf einen allergischen Hintergrund hindeuten. So sind beispielsweise zahlreiche Fälle von Patienten belegt, die jedes Jahr im Frühling von schweren Pollenallergien heimgesucht wurden und die nach regelmäßiger Einnahme von Schwarzkümmelöl völlig beschwerdefrei blieben. Schwarzkümmel liefert die für den Allergiker notwendige zusätzliche Menge an mehrfach ungesättigten Fettsäuren.

Katalysator des Stoffwechsels

Mehrfach ungesättigte Fettsäuren können vom Körper nicht selbst gebildet werden, sind aber für eine optimale Immunabwehr unerlässlich. In qualitativ hochwertigen Schwarzkümmelölen aus Ägypten sind sie zu mehr als 50 Prozent enthalten.

- Die innerliche Anwendung von Schwarzkümmelöl löst eine Reihe von chemischen Reaktionen aus, an denen diese ungesättigten Fettsäuren beteiligt sind.
- Dabei wird u. a. Arachidonsäure gebildet, eine Substanz, die wiederum die Synthese von Prostaglandin E1 ermöglicht.
- Prostaglandin E1 hemmt die Freisetzung von allergischen Botenstoffen und harmonisiert das Immunsystem.

Bei längerer kurmäßiger Anwendung von Schwarzkümmelöl stellt die körpereigene Abwehr ihre überschießende Aktivität ein und gewinnt ihr Gleichgewicht zurück. Dadurch bessern sich durch allergische Überreaktionen ausgelöste Krankheiten wie Heuschnupfen, Hautekzeme, Gelenkentzündungen und Asthma.

Allergische Reaktionen können bedingt sein durch:

- Allgemeine Immunschwäche
- Ernährungsfehler
- Nahrungsmittelunverträglichkeit
- Geschädigte Darmflora
- Gebremste Enzymaktivität
- Genetische Vererbung
- Umweltgifte
- Dauerhafte psychische Belastung
- Andere Unverträglichkeiten

Schwarzkümmelöl kann bei Allergien hilfreich sein: Es stabilisiert das Immunsystem, so dass es die allergieauslösenden Substanzen besser abwehren kann.

Abbau der Immunblockade

Schwarzkümmelöl mildert nicht nur die überschießende Immunantwort, sondern löst in vielen Fällen auch die Blockade durch Immunkomplexe. Immunkomplexe können die Körperabwehr lahm legen und Krankheiten verursachen oder verschlimmern. Sie begünstigen beispielsweise das ungebremste Wachstum von Tumorzellen. Schwarzkümmelöl baut schädliche Immunkomplexe ab, und die Abwehrzellen können sich wieder voll und ganz der Tumorbekämpfung widmen.

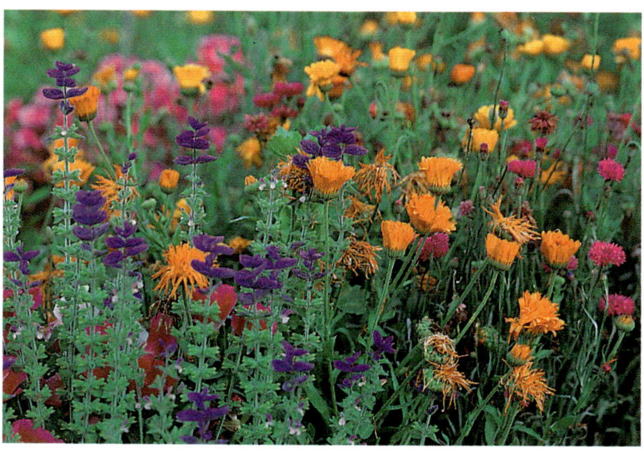

Frühling – für Allergiker kein Anlass zu poetischen Ergüssen.

Rechtzeitiger Beginn der Behandlung

Die Schwarzkümmeltherapie sollte bereits beginnen, bevor die Beschwerden einsetzen. Pollenallergiker nehmen von Januar an als Tagesdosis 3-mal 1 bis 2 Kapseln bzw. 3-mal 20 bis 25 Tropfen Schwarzkümmelöl und setzen die Einnahme bis in den Sommer hinein fort. Während der eigentlichen Pollenflugzeit empfiehlt sich die Höchstdosis. Als zusätzliche Maßnahme haben sich Inhalationen mit gemahlenem Schwarzkümmel und eine Kur mit Schwarzkümmeltee bewährt.

In der Schulmedizin verwendet man bei Allergien spezielle Nasensprays, Augentropfen oder Inhalationsstoffe, in schweren Fällen auch Kortison. Diese Mittel haben jedoch starke Nebenwirkungen und sollten daher nur im Notfall angewandt werden.

Schwarzkümmeltee

Zutaten: *1 EL fein gemahlene Schwarzkümmelsamen*
1 TL Süßholz • 1/2 TL Anis • 1 TL Kamille
1 Glas heißes Wasser
Zubereitung: Den Schwarzkümmel mit den Teekräutern mischen und in eine große Tasse geben. Die Mischung mit heißem (nicht kochendem Wasser) aufgießen und 10 Minuten ziehen lassen.
Anwendung: Den Tee 4 bis 6 Wochen lang 3-mal täglich vor den Mahlzeiten trinken.

Inhalation mit gemahlenem Schwarzkümmel

Zutaten: *1 Glas fein gemahlene Schwarzkümmelsamen*
1 l heißes Wasser
Zubereitung: Das Schwarzkümmelpulver in eine Schüssel geben und mit dem kochenden Wasser aufgießen. Kurz umrühren, den Aufguss ungefähr 5 Minuten ziehen und etwas abkühlen lassen.
Anwendung: Mehrmals täglich etwa 10 Minuten inhalieren, zum ersten Mal am besten bereits vor dem Frühstück. Eine letzte Inhalation vor dem Schlafengehen sorgt für eine ruhige und beschwerdefreie Nacht.

Linderung von allergischen Symptomen

Die erste Besserung der Symptome bei Pollenallergien, bei Asthma bronchiale oder auch bei Keuchhusten stellt sich bei dieser Kur oft schon nach ein bis zwei Wochen ein. Schwarzkümmel harmonisiert das Immunsystem, allergische Überreaktionen werden dadurch gemildert oder verschwinden ganz.

Von den insgesamt mehr als 100 Inhaltsstoffen des Schwarzkümmelöls sind sechs Prozent noch weitgehend unbekannt oder noch nicht genügend erforscht. Auch hier können sich möglicherweise noch einige hochwirksame Substanzen verbergen.

Weitere Wirkstoffe

Schwarzkümmelöl beeinflusst nicht nur das Immunsystem sehr günstig, es hat noch eine ganze Reihe weiterer Heilwirkungen. Schwarzkümmelöl enthält:

- Spurenelemente
- Vitamine
- Entzündungshemmende Substanzen
- Schmerzlindernde Stoffe (Analgetika)

Nigellon bei Erkrankungen der Atemwege

Zu den wichtigsten Bestandteilen des Schwarzkümmelöls gehört der ätherische Wirkstoff Nigellon Semohiprepinon. Wegen seiner die Bronchien erweiternden und krampflösenden Eigenschaften ist er ein sehr effektives und rasch wirkendes Mittel bei Asthma bronchiale und Keuchhusten. Nigellon hemmt zudem die Ausschüttung von Histaminen und wirkt somit allergischen Reaktionen entgegen.

Ein weiterer ätherischer Wirkstoff des Schwarzkümmelöls, Thymohydrochinon, hat entzündungshemmende und schmerzstillende Eigenschaften. Thymohydrochinon regt zudem nachweislich die Gallenproduktion an und wirkt als Antioxidans.

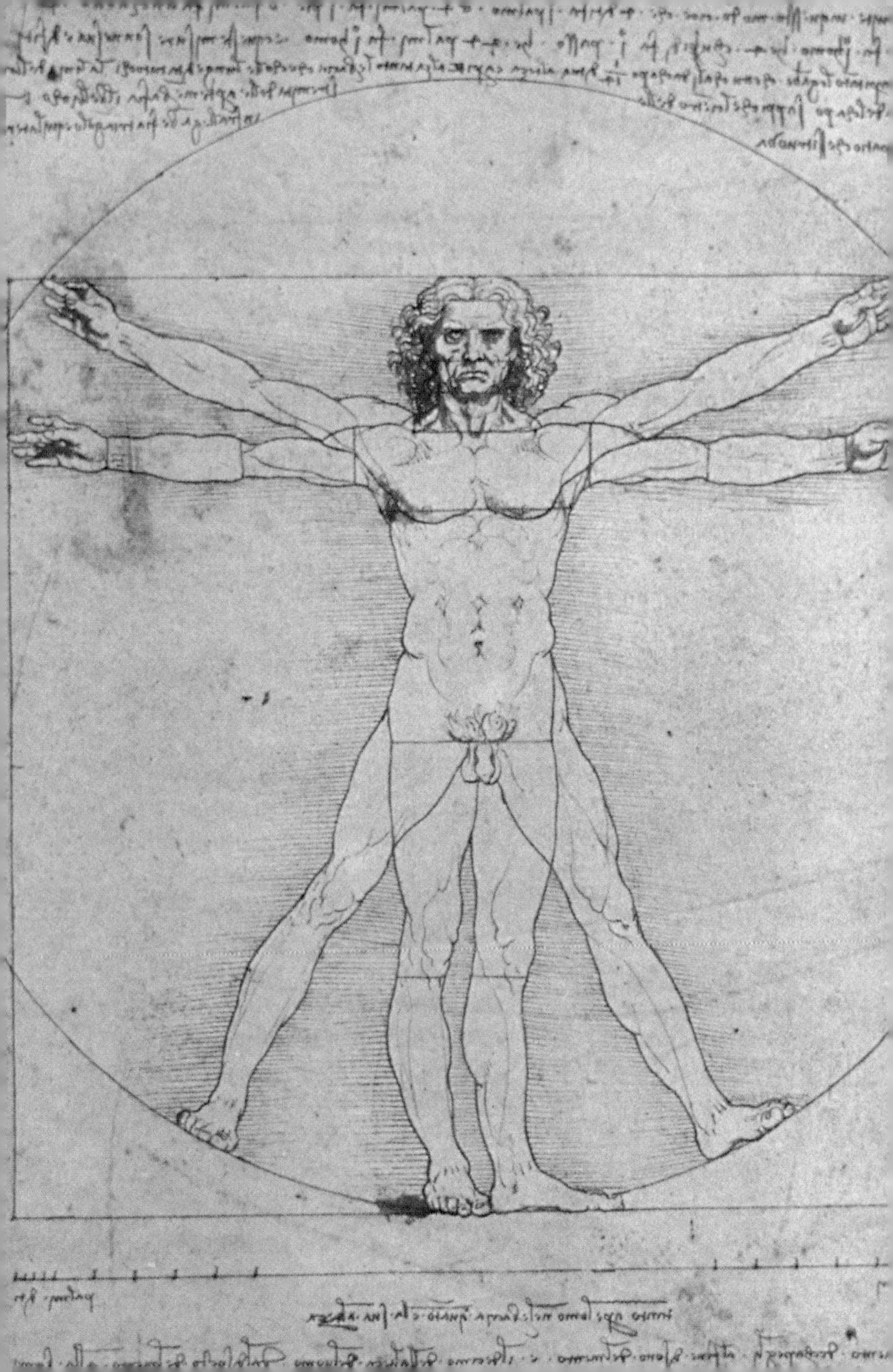

Anwendungen von A bis Z

Das folgende Kapitel informiert in alphabetischer Reihenfolge darüber, bei welchen Symptomen und Krankheitsbildern Schwarzkümmel helfen kann, und gibt konkrete Hinweise zur Selbstbehandlung bei leichteren Erkrankungen. Bei ernsteren Beschwerden sollte man in jedem Fall einen Arzt aufsuchen, denn Schwarzkümmel kann eine ärztliche Behandlung nicht ersetzen.

Akne

Bei dieser meist chronisch auftretenden Hauterkrankung zeigen sich im Gesicht und am Dekolletee viele Mitesser und kleine rote Pickel. Manche Patienten trauen sich mit ihrer von Pusteln übersäten Haut kaum noch unter die Leute. Der Versuch, die Aknepickel auszudrücken und zu überschminken, misslingt in aller Regel, weil sie sich dadurch nur noch stärker entzünden. Im schlimmsten Fall bleiben unschöne Narben zurück.

Die häufigste Form, Acne vulgaris, entsteht durch eine erhöhte Talgdrüsenproduktion einerseits und eine Verstopfung der überaktiven Talgdrüsen andererseits. Die gesteigerte Talgsekretion geht auf hormolle Umstellungen im Körper, z. B. in der Pubertät oder während der Schwangerschaft, zurück. Ernährungsfehler und psychische Belastung begünstigen die Entstehung von Akne. Hautärzte raten von einer Aknebehandlung oft mit der Begründung ab, dass sie wenig Erfolg verspreche und die Pusteln nach der Pubertät sowieso weggingen.

Akne stellt für Jugendliche eine starke psychische Belastung dar. Sie sollte deshalb so schnell wie möglich behandelt werden. Andererseits wird Akne selbst – wie alle Hautkrankheiten – stark von psychischen Faktoren beeinflusst.

Wunderwaffe gegen Hautleiden

Mit Schwarzkümmel kann man dem Übel schon früh begegnen. In der Regel bessert sich schon nach zwei Wochen regelmäßiger Einnahme von Schwarzkümmelöl (3-mal täglich je 1 bis 2 Kapseln bzw. 3-mal 1/2 Teelöffel Schwarzkümmelöl) das Krankheitsbild. Als begleitende Maßnahme empfiehlt es sich, Zinkorotat aus der Apotheke einzunehmen und die Haut mit Zinklotion einzucremen, weil gerade Zink eine günstige Wirkung auf die entzündlichen Pusteln hat. Bewährt haben sich zudem Entschlackungskuren, z. B. nach F. X. Mayr. Günstig für die Ausheilung der Haut ist außerdem Beta-Karotin, das in Möhren, Melonen und Aprikosen reichlich enthalten ist.

Eine gesunde, ausgewogene Ernährung kann den Heilungsprozess bei Akne fördern. Insbesondere die Vitamine A, D und E sowie alle B-Vitamine sollten in der Nahrung reichlich enthalten sein.

Schwarzkümmelcreme gegen Akne

Zutaten: *1 Glas Apfelessig • 1 Glas fein gemahlene Schwarzkümmelsamen • Schwarzkümmelöl*

Zubereitung: Den Apfelessig und die gemahlenen Schwarzkümmelsamen gut vermischen und etwa 6 bis 7 Stunden ziehen lassen. Anschließend die Mischung durch eine Kompresse filtern und die so gewonnene Flüssigkeit entweder zentrifugieren oder 24 Stunden stehen lassen. Die Flüssigkeit, die sich abgesetzt hat, vorsichtig abgießen. Das Sediment, das zurückbleibt, im Verhältnis 1:1 mit reinem flüssigem Schwarzkümmelöl mischen. Zum Schluss die Masse etwa 2 bis 3 Minuten auf dem Herd erwärmen und dabei noch einmal kräftig durchmischen.

Anwendung: Die Creme mehrmals täglich auf die betroffenen Hautstellen auftragen. Am effektivsten wirkt die Paste, wenn sie am Abend vor dem Schlafengehen oder nach einem Gesichtsdampfbad aufgetragen wird.

Allergien und Heuschnupfen

Allergien gehen auf eine Überreaktion des Immunsystems zurück. Die körpereigene Abwehr ist nicht mehr in der Lage, zwischen harmlosen und gefährlichen Eindringlingen zu unterscheiden, und bekämpft alle körperfremden Stoffe. Schon beim geringsten Kontakt mit der allergieauslösenden Substanz (Allergen) schwellen die Schleimhäute an, die Augen sind gerötet und tränen, man muss häufig niesen, die Nase läuft oder ist ständig verstopft. In schlimmeren Fällen kann es auch zu Hautausschlägen, Atemnot, Asthma oder gar zu einem Kreislaufschock kommen.

Schnelle Besserung bei Heuschnupfen

Gerade bei Pollenallergien wurden mit Schwarzkümmelöl sehr gute Erfolge erzielt. Voraussetzung dafür ist, dass die Behandlung bereits vor Einsetzen des Pollenflugs beginnt. Die Tagesdosis beträgt 3-mal täglich je 2 Kapseln bzw. 3-mal 25 Tropfen. Wenn die Beschwerden sich bereits eingestellt haben, empfiehlt es sich, zusätzlich zur oralen Einnahme der Ölkapseln noch mehrmals täglich zu inhalieren.

Pollenallergien beruhen auf einer Überempfindlichkeit gegenüber den Eiweißkomponenten von Pollen einzelner oder mehrerer Baumarten bzw. Gräser. Werden die Pollen eingeatmet, tritt eine überschießende Immunreaktion auf.

Schwarzkümmelinhalation

Zutaten: *1 Glas fein gemahlene Schwarzkümmelsamen • 1 l kochendes Wasser*

Zubereitung: Das Schwarzkümmelpulver in eine Schüssel geben und mit dem Wasser aufgießen. Etwa 5 Minuten ziehen und abkühlen lassen.

Anwendung: Ein großes Handtuch über Kopf und Nacken legen und etwa 10 Minuten inhalieren. Die Anwendung mehrmals täglich durchführen, zum ersten Mal am besten schon morgens vor dem Frühstück.

Asthma

Asthma äußert sich über folgende Symptome: Plötzlich treten heftige Anfälle auf, die oft mit hochgradiger Atemnot verbunden sind. Durch Verkrampfung der glatten Muskulatur verengen sich die Bronchialäste. Die Schleimhäute schwellen an, es bildet sich zähflüssiger Schleim. Die Atmung ist oft von laut pfeifenden Geräuschen begleitet, und die Patienten leiden an heftigen Hustenanfällen mit glasigem, zähem Auswurf.

Die begrenzte Sauerstoffversorgung des Bluts führt häufig zu einer Blaufärbung der Haut und der Lippen (so genannte Zyanose). Bei nächtlichen Anfällen, die oft besonders schwer sind, treten Erstickungsgefühle, Angstzustände und Schweißausbrüche auf. Der Puls ist stark beschleunigt.

Es gibt mehrere Formen von Asthma: die rein allergisch bedingte, die infektbedingte und die gemischtförmige. Außerdem können Schmerzmittel, starke körperliche Anstrengungen oder große psychische Belastungen Asthmaanfälle auslösen.

Ursachen und mögliche Folgeerscheinungen

Bei Patienten im Alter von bis zu 40 Jahren sind Asthmaerkrankungen in 90 Prozent aller Fälle allergisch bedingt. Die Asthmaanfälle werden durch eine Überreaktion des Immunsystems ausgelöst. Bei Patienten im Alter von über 40 Jahren entsteht Asthma oft als Begleiterscheinung einer Lungenkrankheit.

Die Funktion der Bronchien und Atemmuskeln wird in starkem Maß von der Psyche beeinflusst. Asthma gehört daher zu den psychosomatischen Krankheiten, und asthmatische Anfälle treten unter seelischer Belastung besonders häufig auf.

Lang andauernde Asthmaanfälle können lebensbedrohlich sein, wenn das Herz überlastet wird und der Kreislauf versagt. Chronisches Asthma, das nicht gründlich genug behandelt wird, hat möglicherweise dauerhafte Lungenschäden zur Folge.

Hilfe bei akuten Atembeschwerden

Die ätherischen Öle des Schwarzkümmels haben eine schleimlösende und gefäßerweiternde Wirkung und führen daher bei akuten Beschwerden eine schnelle Besserung herbei. Sie leisten aber auch bei der Heilung von Asthma bronchiale gute Dienste, indem sie das Übel an der Wurzel bekämpfen und das angegriffene Immunsystem stabilisieren. Die empfohlene Dosis beträgt 3-mal täglich 2 Kapseln bzw. 3-mal 25 Tropfen Schwarzkümmelöl. Zusätzlich sollte man mehrmals täglich mit Schwarzkümmel inhalieren.

Um bei einem Asthmaanfall nicht in allzu große Panik zu geraten, sollten Sie Entspannungsübungen, z. B. autogenes Training, erlernen.

Inhalation mit gemahlenem Schwarzkümmel

Zutaten: *1 Glas fein gemahlene Schwarzkümmelsamen*
1 l kochendes Wasser

Zubereitung: Den Schwarzkümmel in eine Schüssel geben und mit dem Wasser überbrühen, gründlich umrühren, ziehen und abkühlen lassen.

Anwendung: Ein großes Handtuch über Kopf und Nacken legen, die Dämpfe etwa 15 Minuten inhalieren.

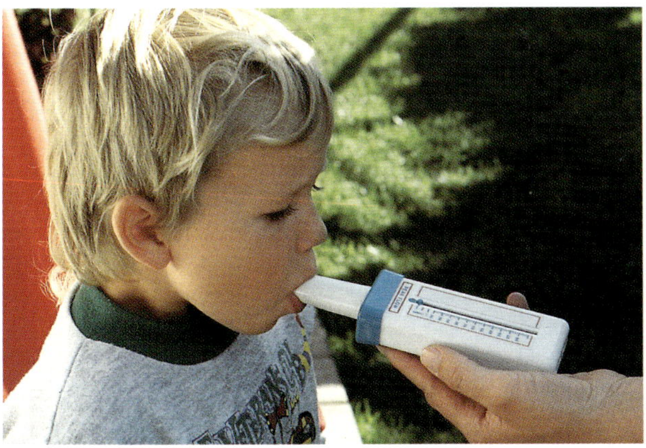

Kohlenmonoxid, Schwefeldioxid, Stickstoffoxide, bodennahes Ozon und Benzol heißen die Schadstoffe, mit denen unsere Lunge bei jedem Atemzug zu kämpfen hat. Sie können Auslöser für Asthma sein.

Schwarzkümmeltee

Vorsicht bei Kälte: Akute Kältereize führen zu einer spontanen Engstellung der Bronchien. Bleiben Sie bei arktischen Temperaturen daher lieber zu Hause, oder ziehen Sie sich zumindest einen Schal über Mund und Nase.

Zutaten: *1 EL fein gemahlene Schwarzkümmelsamen*
1 TL Süßholz • 1/2 TL Anis • 1 TL Kamille
1 Glas heißes Wasser • etwas Honig
Zubereitung: Alle Kräuterzutaten in eine Tasse geben und mit heißem Wasser aufgießen. 10 Minuten ziehen lassen, eventuell mit Honig süßen.
Anwendung: Den Tee 3-mal täglich vor den Mahlzeiten trinken. Die Teekur dauert 4 bis 6 Wochen. Dieses Rezept eignet sich sowohl als Tee als auch für Inhalationen. Dazu geben Sie die vermischten Zutaten in eine Schüssel und übergießen sie mit heißem Wasser.

Schwarzkümmelsirup

Zutaten: *1 kleine Knoblauchzehe • 2 EL Honig*
1 TL fein gemahlene Schwarzkümmelsamen
Zubereitung: Den Knoblauch mit einer Gabel zerdrücken, mit dem Honig und dem Schwarzkümmelpulver verrühren. Bei Bedarf den Honig im Wasserbad erwärmen, damit der Sirup dünnflüssiger wird.
Anwendung: Vor dem Frühstück 1 guten Teelöffel Sirup einnehmen und die Behandlung etwa 3 Wochen lang täglich durchführen.

Weitere Anwendungen

Mit Schwarzkümmelsirup kann man auch einen heilkräftigen und gleichzeitig wohlschmeckenden Tee zubereiten. Hierzu löst man die Mischung je nach Geschmack in Früchtetee oder schwarzem Tee auf.
Außerdem kann man Schwarzkümmelsirup als Grundlage für eine besonders wirksame Inhalation verwenden, indem man die gesamte Mischung in 1 Liter heißem Wasser auflöst.

Augenbrennen

Langes Arbeiten am Computer, Lesen bei schlechtem Licht oder mehrstündige Autofahrten strapazieren die Augenmuskulatur. Hinzu kommen oft noch unerkannte oder aus Eitelkeit nicht behobene Sehfehler, die unsere Augen zu ermüdenden Daueranstrengungen zwingen. Die Bindehaut ist gerötet und brennt, die Augen sind ausgetrocknet. Chronische Trockenheit der Augen, Bindehaut- und Augenlidentzündungen sind Krankheiten, die durch Erreger, allergische Reize, Umweltgifte oder Zugluft verursacht werden können.

Balsam für überanstrengte Augen

Schwarzkümmelöl hat entzündungshemmende Eigenschaften. Reiben Sie abends vor dem Schlafengehen Ihre Schläfen mit Schwarzkümmelöl ein. Baumwollkompressen, die mit Schwarzkümmelaufguss getränkt wurden, lindern Schmerzen.

Stellen Sie den Bildschirm Ihres Computers so auf, dass sowohl das Tageslicht als auch die künstliche Beleuchtung von links kommen (dies gilt für Rechtshänder; bei Linkshändern ist es umgekehrt). Und: Schrauben Sie Ihren Fernsehkonsum zurück!

Unterbrechen Sie Ihre Bildschirmarbeit in regelmäßigen Abständen, um aus dem Fenster zu schauen und mit Ihren Augen ein entferntes Ziel zu fixieren. Ihr optischer Apparat bleibt dadurch beweglich und bildet eine gewisse Widerstandskraft gegenüber hohen Belastungen aus.

Augenkompressen

Zutaten: *1 EL zerkleinerte Schwarzkümmelsamen*
1 Tasse Wasser • 2 Baumwollkompressen

Zubereitung: Den Schwarzkümmel in Wasser kurz aufkochen, 10 Minuten ziehen lassen und abseihen. Die Baumwollkompressen mit der Flüssigkeit tränken und ausdrücken.

Anwendung: Die Kompressen etwa 10 Minuten lang auf die Augen legen.

Blähungen

Schwarzkümmel ist nicht nur ein bewährtes Heilmittel, sondern auch ein wohlschmeckendes Gewürz. Klassische Blähtreiber wie etwa Sauerkraut, Rosen- und Wirsingkohl schmecken pikant, wenn man sie mit Schwarzkümmel würzt.

Die häufigsten Ursachen von Blähungen sind Ernährungsfehler, mangelnde Bewegung, Stress und depressive Stimmungen. Die Speisen werden nicht richtig verdaut, und es sammeln sich Gase im Darm an, die sich »Luft machen« müssen. Oft sind Blähungen auch ein Anzeichen für eine Unverträglichkeit gegenüber bestimmten Nahrungsmitteln oder für eine geschädigte Darmflora. Manchmal ist der Darm aufgrund von Krankheiten (Magenschleimhautentzündung, Entzündung der Bauchspeicheldrüse, Reizdarm) oder vorübergehenden Störungen (Verstopfung, Durchfall) nicht imstande, die Speisen vollständig zu verdauen.

Bewährtes Mittel bei Verdauungsproblemen

Die Regulierung der Verdauung gehört im Orient zu den populärsten Anwendungen von Schwarzkümmel. Bei chronischen Blähungen sollten Sie jeden Morgen auf nüchternen Magen 1 Esslöffel fein gemahlenen Schwarzkümmel essen und dann 1 Glas heißes Wasser, mit Melasse gesüßt, trinken. Wahlweise nimmt man 3-mal täglich 2 Schwarzkümmelkapseln oder 3-mal 1/2 Teelöffel Schwarzkümmelöl.

Schwarzkümmelsaft gegen Blähungen

Zutaten: *2 Glas Apfelessig • 1 Glas fein gemahlene Schwarzkümmelsamen • 1 Glas Schwarzkümmelöl*

Zubereitung: Den Apfelessig auf etwa 50 °C erhitzen und das Schwarzkümmelpulver unterrühren. Dann das flüssige Schwarzkümmelöl zufügen und den Saft abkühlen lassen.

Anwendung: 3-mal täglich vor den Mahlzeiten 1 Esslöffel Saft einnehmen (möglichst zimmerwarm).

Bluthochdruck

Der Blutdruck gilt als erhöht, wenn über einen längeren Zeitraum ein Wert von über 160/90 mmHg (Millimeter Quecksilbersäule) gemessen wurde. Er verursacht keine Schmerzen, kann jedoch auf Dauer die Blutgefäße durch die ständige Überbeanspruchung schwächen. Dies ebnet schweren Erkrankungen wie Schlaganfall oder Herzinfarkt den Weg. Zu den häufigsten Ursachen für Bluthochdruck gehören Kalkeinlagerungen in den arteriellen Blutgefäßen (Arteriosklerose), die den Durchmesser der Gefäße verengen. Ihre Entstehung wird durch erhöhte Blutfettwerte, vor allem durch einen zu hohen Cholesterinspiegel, begünstigt.

Bei erhöhtem Blutdruck hilft oft schon eine Umstellung der Ernährung und der Lebensweise: Essen Sie weniger Fleisch und tierische Fette, kochen Sie salzarm, und treiben Sie regelmäßig Sport. Auch Stress, Alkohol und Nikotin sind schädlich.

Ausputzer für die Blutgefäße

Mit seinen heilenden Wirkstoffen kann Schwarzkümmel zur Bekämpfung dieser Zivilisationskrankheit beitragen. Geben Sie 4- bis 5-mal täglich je 5 Tropfen Schwarzkümmelöl in ein warmes Getränk, und trinken Sie es in kleinen Schlucken. Es empfiehlt sich, gleichzeitig noch andere natürliche blutdrucksenkende Mittel (z. B. Mistel oder Weißdorn) einzunehmen.

Schwarzkümmelpaste

Zutaten: *1 kleine Knoblauchzehe • 2 EL Honig*
1 TL fein gemahlene Schwarzkümmelsamen

Zubereitung: Die Knoblauchzehe durch die Presse drücken. Den Honig im Wasserbad erwärmen, bis er flüssig ist, dann mit einem Löffel glatt rühren. In einer kleinen Schüssel das Schwarzkümmelpulver, den Honig und den Knoblauch gründlich vermischen.

Anwendung: Jeden Morgen frisch zubereiten und etwa 20 Tage lang vor dem Frühstück einnehmen.

Bronchitis

Bei der Bronchitis handelt es sich um eine Entzündung der Bronchien, die meist im Zusammenhang mit fieberhaften Erkältungen auftritt. Um die Infektion zu bekämpfen, wird das Schleimhautgewebe stärker durchblutet. Es schwillt an und erschwert dadurch die Atmung. Häufige Begleiterscheinungen sind Fieber, starker Husten sowie Brust- und Schulterschmerzen. Bei hohem Fieber und starken Atembeschwerden besteht der Verdacht einer Lungenentzündung. In diesem Fall muss unbedingt ein Arzt hinzugezogen werden.

Wenn Sie zu Erkältungen neigen, sollte Ihre Ernährung reichlich Vitamin C und A enthalten. Vitamin C schützt vor Infektionen, während Vitamin A eine spezielle Immunwirkung in den Schleimhäuten entfaltet. Ergiebige Quellen für beide Vitamine sind Spinat, Brokkoli, Tomaten und Spargel.

Lästigen Reizhusten lindern

Schwarzkümmel hat eine schleimlösende und gefäßerweiternde Wirkung, die bei Bronchitis spürbare Linderung schafft. Nehmen Sie 3-mal täglich 2 Kapseln bzw. 3-mal 25 Tropfen Schwarzkümmelöl ein. Inhalieren Sie zusätzlich mit Schwarzkümmelöl. Ein warmes Fußbad an kalten Tagen hat schon so manche Lungenerkrankung verhindert. Auch die saubere Luft am Meer und im Gebirge wirkt wohltuend. Verwenden Sie in der Küche »Lungenkräuter« wie Thymian oder Majoran.

Schwarzkümmelsirup

Zutaten: *1 kleine Knoblauchzehe • 2 EL Honig*
1 TL fein gemahlene Schwarzkümmelsamen

Zubereitung: Den Knoblauch durch eine Presse drücken. Den Honig im Wasserbad leicht erwärmen und glatt rühren. Knoblauch, Honig und Schwarzkümmelpulver zu einem zähflüssigen Sirup verrühren.

Anwendung: Jeden Morgen vor dem Frühstück 1 guten Teelöffel Sirup einnehmen und die Behandlung etwa 3 Wochen lang täglich durchführen.

Hustentee

Zutaten: *1 TL fein gemahlene Schwarzkümmelsamen*
1 TL Süßholz • 1/2 TL Anis • 1 TL Kamille
1 Glas heißes Wasser
Zubereitung: Zutaten in eine Tasse geben, mit Wasser übergießen. 10 Minuten ziehen lassen, dann abseihen.
Anwendung: Den Tee 3- bis 4-mal täglich trinken.

Ekzeme und Hautausschläge

Das Ekzem ist eine Entzündung der Haut, die sich durch gerötete, juckende Ausschläge äußert. Hervorgerufen wird es durch Stoffwechselstörungen oder durch Überempfindlichkeit gegenüber bestimmten Stoffen. Das »seborrhoische Ekzem« ist eine Hauterkrankung, die von den Schweiß- und Talgdrüsen ausgeht. Die Drüsen verstopfen, und eindringende Bakterien schaffen einen Entzündungsherd, der sich selbst unter dem Einsatz von Antibiotika nur sehr zögernd zurückbildet.

Bestimmte Metalle können ein allergisches Kontaktekzem auslösen. Deshalb Vorsicht beim Tragen von Modeschmuck!

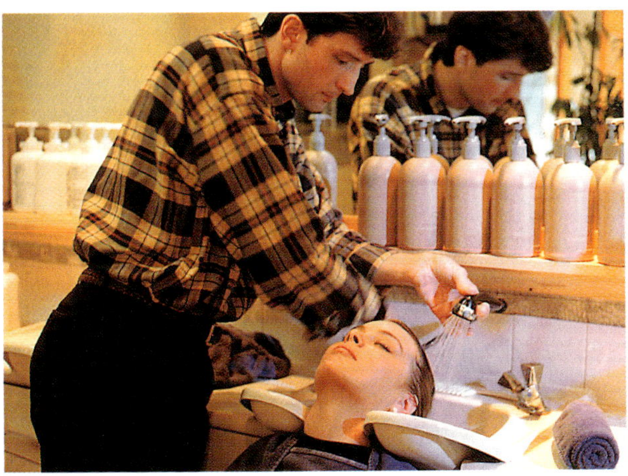

Achten Sie im Fall von Ekzemen besonders darauf, mit welchen Stoffen der betroffene Körperteil in Kontakt geraten ist. Friseure und Bäcker gehören zu den besonders gefährdeten Berufsgruppen.

Hautausschläge sanft behandeln

Die seelische Komponente spielt bei der Entstehung von Ekzemen eine wichtige Rolle. Vermeiden Sie stressige Situationen, und versuchen Sie, mit Entspannungsübungen Ihr seelisches Gleichgewicht zu erhalten.

Die Behandlung von Ekzemen mit Schwarzkümmelöl führt oft überraschend schnell zu Erfolgen. Dabei sollten sich eine innerliche Anwendung (3-mal täglich 2 Kapseln bzw. 3-mal 25 Tropfen Schwarzkümmelöl) und eine äußerliche Anwendung ergänzen. Zur lokalen Behandlung hat es sich bewährt, ozonisiertes Schwarzkümmelöl direkt auf die Haut aufzutragen. Ozonisierung bedeutet, dass das Schwarzkümmelöl längere Zeit durch eine chemisch leicht veränderte Form von Sauerstoff hindurchgeperlt wird.

Schwarzkümmeltrunk

Zutaten: *1 Glas fein gemahlene Schwarzkümmelsamen • 2 Glas Apfelessig • 1 Glas Schwarzkümmelöl*
Zubereitung: Den gemahlenen Schwarzkümmel im Apfelessig aufkochen. Während des Kochens das Öl unter Rühren zugeben. 1 bis 2 Stunden abkühlen lassen.
Anwendung: Bei akuten Problemen 3-mal täglich 1 Teelöffel von diesem Trunk einnehmen.

Schwarzkümmelcreme

Zutaten: *2 Glas Apfelessig • 1 Glas fein gemahlene Schwarzkümmelsamen*
Zubereitung: Den Apfelessig und den Schwarzkümmel gut verrühren und etwa 6 Stunden ziehen lassen. Dann die Mischung durch eine Kompresse filtern und das Filtrat entweder zentrifugieren oder einfach 24 Stunden lang stehen lassen. Die überstehende Flüssigkeit abgießen. Das Sediment, das zurückbleibt, im Verhältnis 1 : 1 mit Schwarzkümmelöl vermischen.
Anwendung: Die Creme mehrmals täglich auf die betroffenen Hautstellen auftragen.

Erkältungskrankheiten

Unter dem Begriff »Erkältung« sind alle Virusinfektionen der oberen Atemwege zusammengefasst. Die Erreger werden durch Niesen, Husten oder Hautkontakt übertragen. Prinzipiell kann man sich zu jeder Jahreszeit mit einer Erkältung anstecken, doch im Winter ist das Risiko besonders hoch. Der Grund: In den kalten Monaten kommt es oft zu Unterkühlungen an den Füßen, auf die das vegetative Nervensystem mit einer verminderten Durchblutung in den Atemwegen reagiert. Die Abwehrkraft der Schleimhäute sinkt, und die Erreger haben es nun leichter, in den Organismus einzudringen. Erkältungen und grippale Infekte sind zwar ansteckend, verlaufen aber meist harmlos: Typische Symptome sind Husten, Schnupfen, Halsweh, Heiserkeit, leichtes Fieber, Kopf- und Gliederschmerzen. Die echte Grippe (Influenza) ist wesentlich gefährlicher und zeigt ein intensiveres Beschwerdebild mit hohem Fieber und Schüttelfrost.

Wenn Sie häufig Erkältungen bekommen, sollten Sie sich abhärten. Gehen Sie gerade im Winter häufig an die frische Luft. Morgendliche Wechselduschen trainieren Ihre Blutgefäße, so dass Ihr Körper nicht mehr so sensibel auf äußere Kältereize reagiert.

Das Immunsystem für den Winter stärken

Die im Schwarzkümmel enthaltenen Wirkstoffe helfen dem Körper, lästige Erkältungskrankheiten schneller zu überwinden, und sorgen für einen wesentlich harmloseren Verlauf der Krankheit. Indem sie das Immunsystem stärken, tragen sie sogar dazu bei, die gefürchteten Folgeerkrankungen zu vermeiden. Dazu zählen Ohrenentzündungen und -vereiterungen, Entzündungen der Nebenhöhlen oder eine Bronchitis. Durch die Harmonisierung und Verbesserung der körpereigenen Abwehr, die man mit Schwarzkümmel erzielen kann, lässt sich in vielen Fällen der Ausbruch einer Erkältung von vornherein verhindern.

Zur dauerhaften Vorbeugung von Erkältungen eignen sich auch homöopathische Arzneimittel, die das Immunsystem stärken. Bewährt hat sich hierbei vor allem der Sonnenhut, Echinacea. Entsprechende Präparate gibt es in allen Apotheken.

Unterstützen Sie das Immunsystem vorbeugend durch 3-mal täglich 1 bis 2 Kapseln Schwarzkümmelöl bzw. 3-mal 1/2 Teelöffel flüssiges Schwarzkümmelöl. Hat man sich schon angesteckt, dann nimmt man 3-mal täglich 2 Kapseln. Ergänzend empfiehlt sich die Einnahme von Vitamin C. Es ist reichlich enthalten in Kiwis, Orangen, Grapefruits und Zwiebeln.

Erkältungstee

Zutaten: *1 EL Schwarzkümmelsamen • 1 TL Süßholz 1/2 TL Anis • 1 TL Kamille • 1 Glas kochendes Wasser*
Zubereitung: Den Schwarzkümmel, das Süßholz, den Anis und die Kamille fein mahlen bzw. zerstampfen und in eine große Tasse geben. Die Teezutaten mit dem kochenden Wasser aufbrühen. Etwa 10 Minuten ziehen lassen, anschließend abseihen.
Anwendung: Den Sud während der akuten Krankheitsphase 3- bis 4-mal täglich, in der beschwerdefreien Zeit 1-mal täglich trinken.

Inhalation gegen Erkältungen

Zutaten: *1 Knoblauchzehe • 2 EL Honig • 1 TL fein gemahlene Schwarzkümmelsamen • 1 l heißes Wasser*
Zubereitung: Die Knoblauchzehe in einer Schüssel zerdrücken, mit dem flüssigen Honig und dem Schwarzkümmelpulver verrühren. 1 Liter kochendes Wasser darüber gießen. Etwa 10 Minuten ziehen lassen.
Anwendung: Ein großes Handtuch über Kopf und Nacken legen und etwa 15 Minuten inhalieren. Die Anwendung 3-mal täglich durchführen.
Variante: Zur Behandlung von Erkältungen, Schnupfen und grippalen Infekten eignen sich auch die Inhalation mit Schwarzkümmelöl und die Inhalation mit gemahlenem Schwarzkümmel.

Gallenblasenprobleme

Störungen der Gallenblasenfunktion äußern sich z. B. durch Fettunverträglichkeit und Oberbauchschmerzen, unter Umständen auch begleitet von Fieber und Erbrechen. Ursache sind meist Verkrampfungen des Gallenblasenausgangs, die den Gallenfluss erschweren. Aus dem eingedickten Gallensaft entstehen Grieß und Steine, die schmerzhafte Koliken auslösen können. In den Industriestaaten hat jeder vierte Mensch Gallensteine, Frauen etwa fünfmal häufiger als Männer.

Bei einer akuten Gallenkolik können Sie zu Hause lediglich heiße Wickel machen, um den Schmerz zu lindern. Legen Sie ein mit heißem Wasser getränktes Tuch auf den rechten Rippenbogen und über den Oberbauch, und umwickeln Sie es dann nochmals mit einem Badetuch. Bei einer Gallenkolik sollten Sie unbedingt einen Arzt rufen.

Den Gallenfluss natürlich regulieren

Schwarzkümmel regt die Gallenblase dazu an, Verschlackungen auszuschwemmen. Nehmen Sie 3-mal täglich 1 bis 2 Kapseln bzw. 3-mal 1/2 Teelöffel Schwarzkümmelöl ein. Vermeiden Sie fette Speisen und tierisches Eiweiß. Verwenden Sie dagegen regelmäßig Küchenkräuter wie Majoran. Reduzieren Sie den Konsum von Alkohol und Koffein, da diese die Leber belasten und sich dann auf den Gallenfluss auswirken. Bei ständigem Druck im Oberbauch hilft die Einnahme von Verdauungsenzymen. Enzympräparate sind in der Apotheke erhältlich.

Schwarzkümmel für die Gallenblase

Zutaten: *1/2 TL Origanum syriacum • 1 Glas Honig*
1 EL Schwarzkümmelsamen

Zubereitung: Das Origanum syriacum zerkleinern. Im Wasserbad mit dem Honig verrühren. Den Schwarzkümmel fein mahlen und unter die Paste rühren.

Anwendung: Bei chronischen Gallenblasenstörungen oder bei ruhenden Gallensteinen 2-mal täglich 1 Esslöffel von dieser Paste einnehmen.

Gelenkschmerzen

Gelenkschmerzen haben ihre Ursache entweder im Verschleiß oder in der Entzündung eines Gelenks. Beim entzündlichen Gelenkrheuma spielen Autoimmunvorgänge eine Rolle. Das Immunsystem wehrt sich aus ungeklärten Gründen nicht nur gegen Keime im Gelenk, sondern auch gegen körpereigene Stoffe. Typische Symptome sind morgendliche Steifheit und länger anhaltende Schwellungen der Gelenke, Schmerzen bei Bewegung oder Druck sowie rheumatoide Knoten.

Je mehr Gewicht auf den Gelenken lastet, desto anfälliger werden sie für Entzündungen. Deshalb sollten Sie Ihr Gewicht unbedingt reduzieren, falls Sie zu viel auf die Waage bringen; die Gelenke werden dadurch entlastet.

Gelenkentzündungen vorbeugen

Mit der Einnahme von 3-mal täglich 1 bis 2 Kapseln bzw. 3-mal 20 bis 25 Tropfen Schwarzkümmelöl lässt sich eine Autoimmunreaktion regulieren. Beschwerden, die auf eine altersbedingte oder krankhafte Abnutzung der Gelenkknorpel zurückgehen, lassen sich durch Einreibungen mit Schwarzkümmelöl zwar nicht beheben, aber zumindest lindern.

Schwarzkümmeleinreibung

Zutaten: *2 EL Schwarzkümmelöl • 2 EL frisch gemahlene Schwarzkümmelsamen*

Zubereitung: Das Schwarzkümmelöl in eine Schale oder einen kleinen Topf geben und bei geringer Hitze auf dem Herd anwärmen. Das Schwarzkümmelpulver untermischen und mit dem Öl zu einer streichfähigen Creme verrühren.

Anwendung: Die betroffenen Gelenke 2-mal täglich mit dieser Creme behandeln. Bei entzündlichen Prozessen sollte man sie möglichst kühl auftragen. Bei degenerativen Erkrankungen (Abnutzung des Gelenkknorpels) wird die Creme vor jeder Anwendung erwärmt.

Hämorrhoiden

Chronische Verstopfung, schwere körperliche Anstrengung, Bewegungsmangel und vorwiegend sitzende Tätigkeiten begünstigen die Entstehung von Hämorrhoiden. Diese knotigen Venenaussackungen am Darm verursachen Juckreiz und ein brennendes Gefühl am After. Im weiteren Verlauf kann es zu krampfartigen, mitunter stechenden Schmerzen und zu Blutungen bei den Stuhlentleerungen kommen.

Venenerweiterungen sanft behandeln

Schwarzkümmel reguliert die Verdauung und hat zudem entzündungshemmende Wirkstoffe, die die Symptome spürbar lindern. Zur Behandlung von Hämorrhoiden wird aus der Asche verbrannter Schwarzkümmelsamen eine Venencreme hergestellt.
Achten Sie auf ballaststoffreiche Ernähung, die Ihre Verdauung verbessert, und vermeiden Sie stark gewürzte Speisen sowie Alkohol. Verschaffen Sie sich regelmäßig Bewegung, und tragen Sie möglichst nur Baumwollunterwäsche.

Beugen Sie Entzündungen vor, indem Sie nach jedem Stuhlgang feuchtes Toilettenpapier benutzen. Ruhe bei der Darmentleerung ist wichtig, um die Belastungen im Afterbereich in Grenzen zu halten.

Venencreme mit Schwarzkümmel

Zutaten: *2 EL Schwarzkümmelsamen • 1 EL Schwarzkümmelöl*
Zubereitung: Die Schwarzkümmelsamen in einer eisernen Pfanne auf dem Herd ausglühen. Die in der Pfanne zurückbleibende Asche abkühlen lassen und mit dem Schwarzkümmelöl zu einer streichfähigen Creme vermischen.
Anwendung: Den After 2-mal täglich und nach jedem Stuhlgang gründlich reinigen, trocknen und anschließend mit der Venencreme vorsichtig bepinseln.

Hautparasiten

Falls Sie im Urlaub in »läuseverdächtigen« Unterkünften absteigen, versprühen Sie Teebaumöl, oder geben Sie ein paar Tropfen des Öls in eine Duftlampe. Der Duft von Teebaumöl wirkt auf Ungeziefer in den meisten Fällen abschreckend.

Trotz penibler Hygiene sind Hautparasiten noch immer nicht aus der Welt. Viele der Betroffenen haben sie aus dem Urlaub mitgebracht. Bei Kindern treten Läuse und Krätze häufiger auf als bei Erwachsenen. Die äußerliche Anwendung von Schwarzkümmel gegen Parasiten hat sich im Orient seit Jahrhunderten bewährt.

Kopf- und Kleiderläuse

Menschenläuse (Pediculidae) sind ein bis drei Millimeter große, flügellose, blassgraue Insekten. Sie nisten sich in den Haaren ein, ernähren sich von Blut und können Krankheiten übertragen. Eine Kopflaus legt bis zu 100 Eier (Nissen). Ihre Entwicklung dauert ungefähr drei bis vier Wochen. Kopfläuse werden durch Körperkontakt übertragen und machen sich durch heftigen Juckreiz bemerkbar. Am gefährlichsten ist die etwas größere Kleiderlaus, weil sie Borrelien – das sind bakterielle Krankheitserreger – übertragen kann.

Maßnahmen bei Läusebefall

Bei Läusebefall hilft nur penible Hygiene: Waschen Sie den ganzen Körper gründlich, und desinfizieren Sie die betroffenen Hautstellen. Reinigen Sie weiterhin die gesamte Körper- und Bettwäsche und gegebenenfalls auch die Matratze. Massieren Sie täglich die Masse der Grundrezeptur (siehe Seite 75) gründlich in die Haare ein, und lassen Sie sie mindestens 15 Minuten in der Sonne oder unter der Trockenhaube trocknen. Man sollte sie mindestens 4 Stunden lang einwirken lassen und danach mit einem milden Shampoo auswaschen. In den meisten Fällen kann diese Behandlung nach 1 Woche abgeschlossen werden.

Krätze

Krätzmilben (lateinisch Scabies oder Skabies) fressen regelrechte Löcher und Gänge in die Haut. Dadurch entsteht starker Juckreiz mit Entzündungen. Die Ausscheidungen der winzig kleinen, kugelförmigen Parasiten verursachen allergisch bedingte Knötchen, die oft monatelang bestehen bleiben. Alle Körperpartien können von Krätze befallen werden, vorzugsweise jedoch Finger, Handgelenke, vordere Achselfalten, Brustwarzenhöfe, Geschlechtsteile und Hautfalten.

Sollte bereits ein Familienmitglied von der Krätze befallen sein, sorgen Sie dafür, dass es andere Waschlappen und Handtücher benutzt. Hygiene ist extrem wichtig! Auf gar keinen Fall darf der Kranke mit jemandem zusammen unter einer Bettdecke schlafen: Es besteht akute Ansteckungsgefahr.

Krätzmilben wirksam bekämpfen

Die Grundrezeptur wird an den befallenen Hautpartien einmassiert und etwa 4 Stunden so belassen. Danach sollten die behandelten Stellen mit sanfter Naturseife abgewaschen und mit reinem Schwarzkümmelöl eingerieben werden. Diese Behandlung muss mindestens 1 Woche lang durchgeführt werden.

Grundrezeptur gegen Hautparasiten

Zutaten: *1 Glas fein gemahlene Schwarzkümmelsamen • 1/4 Glas Apfelessig*

Zubereitung: Das Schwarzkümmelpulver in einer Schüssel mit dem Apfelessig mischen und etwa 10 Minuten ziehen lassen. Anschließend die Mixtur durch ein Tuch filtern. Den Schwarzkümmelrückstand im Tuch in die Sonne oder unter Rotlicht stellen, damit so viel Flüssigkeit verdunsten kann, bis die zurückbleibende Masse dickschlammig und fast trocken ist.

Anwendung: Die Paste auf die befallenen Hautstellen oder aufs Haar auftragen und mindestens 15 Minuten trocknen lassen. Die Packung etwa 4 Stunden einwirken lassen, dann mit klarem Wasser ausspülen.

Husten

Krampfartiger Husten gehört unbedingt in fachärztliche Behandlung. Es könnte sich um Keuchhusten oder um eine asthmatische Erkrankung handeln.

Husten ist ein lebenswichtiger Schutzreflex des Organismus. Er hat den Zweck, Fremdkörper möglichst schnell aus den Atemwegen zu entfernen. Wenn sich bei einer Erkältung Krankheitserreger in der Lunge ansammeln, versucht der Körper, sie zusammen mit dem Hustensekret auszuscheiden. Dadurch wird einer Folgeerkrankung oder Komplikation vorgebeugt.

▶ Raucher haben vor allem morgens Raucherhusten mit starkem Auswurf. Da dieser Husten sehr langsam entsteht, wird er von vielen Menschen leider nicht genügend ernst genommen.

▶ Als Reizhusten bezeichnet man einen unproduktiven, trockenen Husten ohne Auswurf.

▶ Keuchhusten ist eine durch Bakterien ausgelöste Infektionskrankheit, die vor allem Kinder befällt.

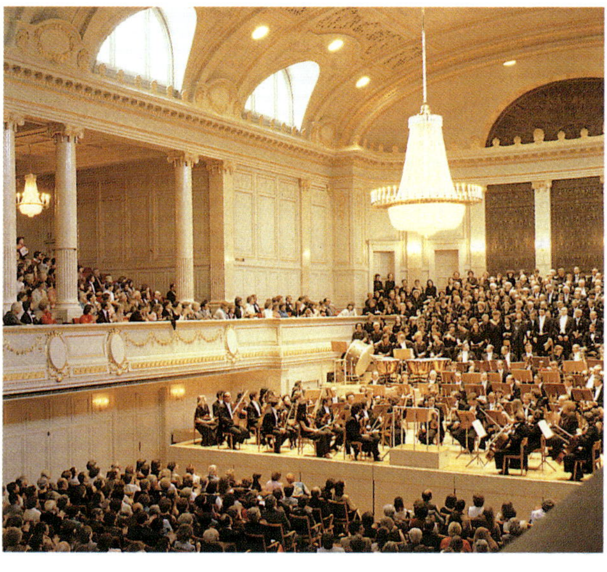

Konzerte sind nicht nur ein Ohrenschmaus. Wie alle gut besuchten Orte sind sie auch ein Tummelplatz von Krankheitserregern.

Die Bronchialschleimhaut stärken

Schwarzkümmel wirkt schleimlösend und gefäßerweiternd. Dadurch wird das Abhusten erleichtert. Auch sein stabilisierender Einfluss auf das Immunsystem unterstützt die Heilung des Hustens. Die empfohlene Dosis ist 3-mal täglich 2 Kapseln bzw. 3-mal 25 Tropfen Schwarzkümmelöl. Auch Inhalationen mit Schwarzkümmel helfen. Nehmen Sie zusätzlich schleimlösende Tees aus Eibisch, Irisch Moos und Spitzwegerich.

Damit der lästige und oft schmerzende Husten Sie gar nicht erst erwischt, sollten Sie vor allem in der nasskalten Jahreszeit von November bis April dafür sorgen, dass Sie auch bei langen Spaziergängen oder beim Wintersport nie kalte Füße bekommen; sie sind meist der Anfang von Erkältungen.

Schwarzkümmelsirup

Zutaten: *1 kleine Knoblauchzehe • 1 EL Honig*
1 TL fein gemahlene Schwarzkümmelsamen
Zubereitung: Den Knoblauch mit dem Messer zerkleinern oder durch eine Presse drücken. Den Honig im Wasserbad erwärmen und glatt rühren. Den Knoblauch, den Honig und den Schwarzkümmel zu einem zähflüssigen Brei verrühren und abkühlen lassen.
Anwendung: Jeden Morgen vor dem Frühstück 1 guten Teelöffel Sirup einnehmen. Die Behandlung etwa 3 Wochen lang durchführen.

Hustentee

Zutaten: *1 EL Schwarzkümmelsamen • 1 TL Süßholz*
1/2 TL Anis • 1 TL Kamille • 1 Glas heißes Wasser
Zubereitung: Schwarzkümmel, Süßholz, Anis und Kamille fein mahlen bzw. zerstampfen und in eine Tasse geben. Mit heißem Wasser aufgießen. Den Tee 10 Minuten ziehen lassen, anschließend abseihen.
Anwendung: Während der akuten Phase 3- bis 4-mal täglich trinken. Der Hustentee eignet sich auch zur Inhalation. Dazu gibt man die Kräuter in eine große Schüssel und gießt sie mit 1 Liter heißem Wasser auf.

Impotenz

Für viele Männer bricht eine Welt zusammen, wenn sie glauben, impotent zu sein. Sie meiden den Hausarzt vor Ort, um sicherzugehen, dass niemand etwas von ihrem »Versagen« erfährt. Meist wird das Problem selbst der eigenen Frau verheimlicht. Stattdessen wird eine andere Krankheit oder Zeitmangel vorgeschoben. Hinter diesem Verhalten steht die Befürchtung, dass die Impotenz weiter anhält – in der Vorstellung der Betroffenen ein beträchtlicher Imageverlust.

Wenn Sie betroffen sind, sollten Sie Folgendes wissen: Jeder zweite Mann jenseits der 40 hat mehr oder weniger mit Potenzproblemen zu kämpfen, 15 Prozent aller 70-jährigen Männer sind dauerhaft impotent.

Psychische Ursachen?

Mediziner sprechen heute von erektiler Dysfunktion. Das bedeutet, dass der Blutandrang in der Phase der sexuellen Erregung nicht mehr ausreicht, um den Penis zu erigieren. Manchmal kommt es zwar noch zu einer Erektion, aber nur für einen kurzen Moment.

Bis vor wenigen Jahren gingen die Sexualwissenschaftler und Ärzte davon aus, dass bis zu 90 Prozent der Potenzstörungen seelisch bedingt seien.

Organische Ursachen

Heutiger Forschungsstand ist, dass sehr viele der so genannten erektilen Dysfunktionen organische Hintergründe haben. Als Auslöser von zeitlich begrenzter Impotenz gelten vor allem folgende Faktoren:

- Stress
- Hormonelle Störungen
- Stoffwechselerkrankungen
- Rheumatische Krankheiten
- Verengte Blutgefäße
- Umweltgifte
- Alkohol, Drogen

Schwarzkümmel als potenzförderndes Mittel

Dass Schwarzkümmelöl gegen Impotenz hilft, hat seinen Grund in den folgenden erwiesenen Eigenschaften:

- Er steigert die Produktion von Körpersäften.
- Der Organismus wird zu vermehrter Produktion des männlichen Sexualhormons angeregt.
- Schwarzkümmel erweitert die Blutgefäße und bringt den Kreislauf wieder in Schwung.
- Er steigert das allgemeine Wohlbefinden.

Wenn Mann nicht mehr kann

All diese Eigenschaften erklären, warum Schwarzkümmelöl, pur eingenommen, eine günstige Wirkung auf die sexuellen Fähigkeiten des Mannes haben kann. Die empfohlene Dosis ist 3-mal täglich 2 Kapseln bzw. 3-mal 25 Tropfen Schwarzkümmelöl. In der Medizin des Orients werden diese Wirkungen noch mit anderen potenzsteigernden Mitteln verstärkt. Dabei hat sich besonders das folgende Rezept bewährt.

Schwarzkümmel gegen Impotenz

Zutaten: *1 Glas Schwarzkümmelsamen • 1 Glas Inula Helenum • 1 EL Origanum syriacum • 2 EL Bockshornklee*

Zubereitung: Alle Zutaten fein mahlen, in eine Schüssel geben und gut miteinander vermischen.

Anwendung: Jeden Morgen 1 Esslöffel von dieser Mischung mit Honig verrühren, etwa 15 Minuten vor dem Frühstück einnehmen. Nicht sofort schlucken, sondern langsam im Mund zergehen lassen. Die Kur dauert 6 Wochen. Trinken Sie anschließend 1 Glas Vollmich mit Malz, im Verhältnis 1:1 gemischt, und essen Sie viel frisches Obst. Und machen Sie Morgengymnastik!

Der Gehalt an Zink in der Spermienflüssigkeit ist recht hoch, daher sollte eine ausreichende Zufuhr von Zink mit der Nahrung immer gewährleistet sein. Zinkreiche Lebensmittel sind z. B. Austern, Leber, Vollkornprodukte, Naturreis, Samen und Nüsse.

Infektanfälligkeit

Manche Menschen müssen nur von einem kalten Lufthauch angeweht werden, und schon bekommen sie einen Schnupfen. Aus dem Schnupfen wird im Handumdrehen eine handfeste und hartnäckige Erkältung. Und selbst nach überstandener Krankheit ist der Körper nicht gegen neue Viren immun. Die Folge: Man erkrankt immer wieder. Eine chronische Infektanfälligkeit hat oft auch psychische Hintergründe: Gestresste Menschen stecken sich wesentlich schneller an.

Ein altes und bewährtes Instrument zur Abwehrstärkung ist die Sauna. Beachten Sie jedoch, dass Sie sich nur gesund der starken Hitze aussetzen dürfen. Falls Sie bereits an einer Infektion leiden, kann Saunen zu schweren Komplikationen an Herz und Kreislauf führen.

Die Abwehrkräfte stärken

Aufgrund der immunregulatorischen Eigenschaften von Schwarzkümmelöl geht die Anfälligkeit gegenüber Infekten bei einer regelmäßigen Einnahme zurück. Als Grundbehandlung empfiehlt sich die Einnahme von 3-mal täglich 1 bis 2 Kapseln bzw. 3-mal 20 bis 25 Tropfen. Im akuten Stadium einer Infektion sollte auf jeden Fall zusätzlich inhaliert werden. Dadurch wird die Überwindung der Krankheit merklich beschleunigt.

Schwarzkümmelinhalation

Zutaten: *1 Glas fein gemahlene Schwarzkümmelsamen • 1 l Wasser*

Zubereitung: Das Schwarzkümmelpulver in eine große hitzebeständige Schüssel geben. Das Wasser auf dem Herd aufkochen und den Schwarzkümmel damit aufgießen. Zugedeckt eine Weile ziehen und dann etwas abkühlen lassen.

Anwendung: 2-mal täglich, morgens und abends, etwa 15 Minuten inhalieren. Dazu die Dämpfe unter einem Handtuch tief einatmen. Wenn die Dämpfe zu heiß sind, etwas mehr Abstand nehmen.

Insektenstiche

Mückenstiche sind in der Regel harmlos, da die rötlichen Schwellungen schnell wieder abklingen. Schlimmer sind da schon die Stiche von Bienen und Wespen: Sie führen zu deutlichen Schwellungen und einem mehr oder minder starken Schmerzgefühl in der Haut. Bei Stichen in den Rachen oder bei allergischen Reaktionen (Atemnot, Schwindel) muss sofort der Notarzt gerufen werden. Er kann ein Gegenmittel spritzen, um einen allergischen Schock zu verhindern.

Bei Stichen in Mund oder Hals oder bei deutlichen Zeichen einer allergischen Reaktion (Atemnot, Schwindel) muss der Notarzt gerufen werden. Im schlimmsten Fall können diese Komplikationen tödlich enden!

Insekten erfolgreich abwehren

Mit dem Verbrennen von Schwarzkümmelsamen können Sie sich wirksam vor Stichen schützen. Wo kein offenes Feuer zur Verfügung steht, behilft man sich mit einer Bratpfanne, die man auf dem Herd erhitzt, bis die darin verstreuten Samen langsam verglühen. Besonders wirksam ist es, Schwarzkümmel zusammen mit Weihrauch in einer Schwenkbüchse (Weihrauchkessel) zu verbrennen. Das riecht nicht nur sehr angenehm, sondern hält auch die Insekten fern – und lässt Sie in Ruhe den Sommerabend genießen.

Schwarzkümmel als Insektenschutz

Zutaten: *1 EL Schwarzkümmelsamen*
1 EL Weihrauch
Zubereitung: Den Schwarzkümmelsamen gleichmäßig auf dem Boden einer eisernen Pfanne ausstreuen. Den Weihrauch darüber verteilen. Beides über offenem Feuer oder auf dem Herd bei kleiner Flamme verglühen lassen.
Anwendung: Halten Sie sich in Riechweite des aromatischen Dufts dieser Mischung auf.

Konzentrationsschwäche

Lezithin ist ein Wundermittel, wenn Sie unter Konzentrationsschwäche leiden. Denn diese Fettart wirkt direkt auf die so genannten Synapsen des Gehirns, die der Informationsvermittlung dienen. Lezithinhaltig sind Eigelb, Sojaprodukte, Buttermilch, Pilze, Bananen und Schokolade.

Nicht nur ältere, auch immer mehr junge Menschen haben Schwierigkeiten, sich für längere Zeit auf eine Sache zu konzentrieren und sich intensiv mit ihr auseinanderzusetzen. Die Gedanken schweifen ab, man ist unruhig, nervös und vergesslich. Kinder werden vorschnell als lernschwach eingestuft. Zwei Faktoren sind dafür verantwortlich: Auf organischer Seite kann eine mangelnde Versorgung des Gehirns mit Sauerstoff und Nährstoffen, auf psychischer Seite eine Überlastung durch Stress, Leistungsdruck und innere Konflikte die Konzentrationsfähigkeit herabsetzen.

Aromatherapie für geistige Fitness

Regelmäßige Kuren mit Schwarzkümmel sorgen dafür, dass Sie auch im Alter einen klaren Kopf behalten. Die empfohlene Dosis ist 3-mal täglich 2 Kapseln bzw. 3-mal 20 bis 25 Tropfen Schwarzkümmelöl. Verwenden Sie Schwarzkümmel wie ein Aromaöl: Lassen Sie mehrmals täglich 4 bis 8 Tropfen Schwarzkümmelöl in einer Aromalampe verdunsten. Als bewährte Fitmacher für den Geist gelten auch Rosmarin, Basilikum, Lorbeer und Pfefferminze. Bei Konzentrationsstörungen hat sich folgendes Rezept bewährt:

Schwarzkümmel gegen Konzentrationsstörungen

Zutaten: *1 EL fein gemahlene Schwarzkümmelsamen • 1 EL Myrrhe*

Zubereitung: Das Schwarzkümmelpulver mit der Myrrhe vermischen. In ein dunkles Schraubglas geben und an einem kühlen Ort trocken aufbewahren.

Anwendung: 3-mal täglich zu den Mahlzeiten 1 Teelöffel dieser Mischung einnehmen.

Kopfschmerzen

▶ Die häufigste Form von Kopfweh ist der so genannte Spannungskopfschmerz. Er verteilt sich, vom Hinterkopf kommend, diffus über die Schädeldecke. Ursachen für diese Art von Kopfweh sind körperliche und psychische Verspannungen.

▶ Bei einer Migräne tritt der Kopfschmerz halbseitig auf und ist von Symptomen wie Übelkeit, Erbrechen, Überempfindlichkeit gegen Licht und Lärm begleitet. Ursache ist eine besondere Empfindlichkeit gegenüber bestimmten Reizen und Belastungen wie Wetterwechsel, Hormonschwankungen oder Stress.

Acht Millionen Deutsche leiden unter chronischen Kopfschmerzen, betroffen sind vor allem Erwachsene zwischen 20 und 40 Jahren. Frauen leiden doppelt so oft unter Kopfschmerzen wie Männer.

Zur Vorbeugung von Kopfschmerzattacken ist es sinnvoll, sein Gefäßsystem zu trainieren. Ausdauersportarten wie z. B. Jogging fördern die Durchblutung und halten die Gefäßwände elastisch.

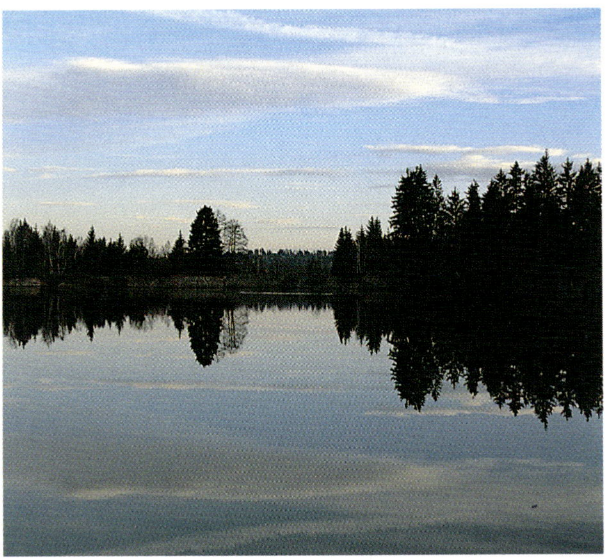

Fön: im Alpenvorland ein häufiger Auslöser für gutes Wetter und bösartige Kopfschmerzen.

Vielfältige Ursachen

Kopfschmerzen sind keine Krankheit an sich, sondern ein Symptom verschiedener Erkrankungen. Man unterscheidet eigenständige Kopfschmerzen (zu denen der Spannungskopfschmerz gehört) von solchen, hinter denen andere Grunderkrankungen wie Infektionen oder Stoffwechselstörungen stehen. Kopfschmerzen können vielgestaltig in Erscheinung treten. Man sollte deshalb nach den wirklichen Ursachen suchen.

Essen Sie weniger Fleisch, und nehmen Sie dafür mehr Fisch in Ihren Speiseplan auf. Der Grund: Schmerz- und Entzündungssubstanzen werden meistens aus der so genannten Arachidonsäure gebildet, einer Fettsäure, die vor allem in Fleisch enthalten ist.

Hartnäckige Kopfschmerzen vertreiben

Schwarzkümmel hilft vor allem bei hormonell bedingten Kopfschmerzen. Empfohlen wird die Einnahme von 3-mal täglich 2 Kapseln bzw. 3-mal 20 bis 25 Tropfen Schwarzkümmelöl. Vor der Selbstmedikation sollte jedoch in jedem Fall ein Arzt konsultiert werden – besonders dann, wenn die Kopfschmerzen mit Sehstörungen, Schwindel oder Lähmungserscheinungen einhergehen, mit 40 Jahren zum ersten Mal auftreten oder nach körperlicher Anstrengung einsetzen.

Rezeptur gegen Kopfschmerzen

Zutaten: *1 Glas Schwarzkümmelsamen • 1 Glas Anis*
1 Glas Nelken

Zubereitung: Die Gewürze fein mahlen, miteinander vermischen, in ein dunkles Schraubglas füllen und an einem kühlen Ort trocken aufbewahren.

Anwendung: 2-mal täglich, vor dem Frühstück und vor dem Mittagessen, je 1 Teelöffel einnehmen. Kauen Sie das Pulver lange und gründlich, und speicheln Sie es gut ein. Spülen Sie das Pulver nicht mit Wasser hinunter. Nur so kann es richtig wirken und teilweise schon über die Mundschleimhaut aufgenommen werden.

Magen-Darm-Beschwerden

Sodbrennen, Völlegefühl, Erbrechen, Durchfall und Verstopfung sind meist die Folge von Ernährungsfehlern, krankhaften Pilzen im Darm, organischen Störungen oder starker psychischer Belastung. Bei genauerem Hinsehen lässt sich häufig ein Zusammenhang zwischen unverträglichen Nahrungsmitteln bzw. Situationen (Stress, innere Konflikte) und Magen-Darm-Störungen feststellen.

Streichen Sie schwer verdauliche und stark gewürzte Gerichte von Ihrem Speiseplan. Meiden Sie Alkohol, Kaffee und Zigaretten. Trinken Sie viel, um den Flüssigkeitsverlust, der durch Erbrechen und Durchfall verursacht wird, auszugleichen.

Wirksamer Schutz für die Schleimhäute

Die im Schwarzkümmel enthaltenen Wirkstoffe sorgen dafür, dass der Magen-Darm-Trakt sich wieder beruhigt und die Beschwerden verschwinden. Bei häufig wiederkehrenden Beschwerden hat sich eine mehrwöchige Behandlung mit Schwarzkümmel bewährt. Nehmen Sie 3-mal täglich 1 Kapsel bzw. 3-mal 20 bis 25 Tropfen Schwarzkümmelöl. Die orientalische Überlieferung kennt und empfiehlt bei akuten Beschwerden die Einnahme von Schwarzkümmelöl in lauwarmer Milch. Die Milch hat zusätzlich eine beruhigende Wirkung auf die angegriffene Magenschleimhaut.

Schwarzkümmelmilch

Zutaten: *200 ml Milch • 2 EL flüssiges Schwarzkümmelöl • 1 EL Honig*

Zubereitung: Die Milch in einem Topf auf dem Herd langsam erwärmen. Von der Kochstelle nehmen und das flüssige Schwarzkümmelöl einrühren. Den Honig mit dieser Mischung vermengen und kräftig rühren, bis alle Zutaten gut aufgelöst sind.

Anwendung: Trinken Sie 3-mal täglich vor den Mahlzeiten 1 Esslöffel von dieser Schwarzkümmelmilch.

Müdigkeit, chronische

Nehmen Sie bei chronischer Müdigkeit keine Aufputschmittel. Sie machen schneller süchtig, als manche meinen. Treiben Sie auch keinen Missbrauch mit Kaffee und Colagetränken. Stellen Sie stattdessen Ihr Leben um – Sie besitzen selbst genug Kraft, um die Erschöpfung zu überwinden.

Das rätselhafte Krankheitsbild des chronischen Erschöpfungssyndroms (CFS = chronic fatigue syndrome) ist gekennzeichnet von Antriebsschwäche und rascher Erschöpfung bei gleichzeitiger Schlaflosigkeit. Damit einher gehen Stimmungsschwankungen und Konzentrationsprobleme, die zu starken Beeinträchtigungen im Beruf und in anderen Lebensbereichen führen. Als Ursachen werden verschiedene Faktoren angenommen: eine Virusinfektion, Stress, Umweltgifte, Vitamin- oder Mineralstoffmangel oder aber die Vorstufe einer Autoimmunkrankheit.

Neue Energie tanken

Da an der Entstehung des chronischen Erschöpfungssyndroms viele Faktoren beteiligt sind, gibt es bisher auch noch kein einheitliches Therapiekonzept. Gerade bei Müdigkeit und Abgeschlagenheit können Entspannungstechniken wie Yoga oder autogenes Training Besserung bringen. Ein möglicher Immundefekt lässt sich durch 3-mal täglich 1 bis 2 Kapseln bzw. 20 bis 25 Tropfen Schwarzkümmelöl regulieren.

Schwarzkümmel gegen Müdigkeit

Zutaten: *2 EL Schwarzkümmelsamen*
1 EL Gelée Royale

Zubereitung: Den Schwarzkümmel fein mahlen und in eine Schüssel geben. Das Gelée Royale gründlich unterrühren. Die Mischung in einem dunklen Schraubglas kühl (aber nicht im Kühlschrank) aufbewahren.

Anwendung: 4 Wochen lang 2-mal täglich, vor dem Frühstück und vor dem Mittagessen, 1 Teelöffel von dieser Mischung einnehmen.

Neurodermitis

Neurodermitis ist eine chronisch entzündliche Hauterkrankung. Ihre Entstehung wird durch eine angeborene allergische Veranlagung begünstigt. Vermutlich spielen auch psychische Faktoren eine Rolle. Fast 20 Prozent der Neurodermitiker leiden außerdem an Bronchialasthma, über 10 Prozent an Heuschnupfen. Neurodermitis beginnt oft schon im Kindesalter als Milchschorf am Kopf. Später sind dann vor allem Hals, Handgelenke, Armbeugen und Kniekehlen betroffen: Die Haut ist glanzlos, gerötet, trocken und schuppig. Es entstehen juckende Knötchen und Krusten, die vom Patienten immer wieder blutig aufgekratzt werden.

Die Kleidung von Neurodermitikern sollte möglichst wenig allergieverdächtige Tiermaterialien (also auch keine Wolle) enthalten, möglichst weit sein und den Körperschweiß rasch zum Abdampfen bringen.

Beruhigende Pflege für gereizte Haut

Bei der Behandlung von Neurodermitis mit Schwarzkümmelöl wurden gute Erfolge erzielt. Es lindert nachhaltig den Juckreiz, stabilisiert das überschießende Immunsystem und fördert die Abheilung der entzündeten Hautpartien. Machen Sie eine Kur mit 3-mal täglich 2 Kapseln bzw. 3-mal täglich 1/2 Teelöffel Schwarzkümmelöl.

Hautöl aus Schwarzkümmel

Zutaten: *3 EL Schwarzkümmelöl • 3 EL fein gemahlene Schwarzkümmelsamen*

Zubereitung: Das Schwarzkümmelöl in einer Pfanne auf dem Herd vorsichtig erhitzen. Das Schwarzkümmelpulver in das erhitzte Öl rühren und langsam ausbacken. Anschließend abseihen und abkühlen lassen.

Anwendung: 3-mal täglich das Öl dünn auf die betroffenen Hautstellen auftragen. Je kühler Sie das Öl verwenden, desto besser lindert es den Juckreiz.

Nierensteine

Eine Erhöhung der Magnesiumzufuhr verhindert mit großer Wahrscheinlichkeit die Neubildung von Nierensteinen. Magnesium ist besonders reich in Samen, Nüssen, Vollkorngetreide und Hülsenfrüchten enthalten. Zusätzlich sollten Sie auf eine ausreichende Flüssigkeitszufuhr achten.

Ursache von Nierensteinen ist meist eine unausgewogene und ballaststoffarme Ernährung mit zu viel Fett und Eiweiß. Auch Stress, Bewegungsmangel und erbliche Veranlagung spielen eine Rolle. Die im Harn gelösten Stoffe werden nicht mehr genügend ausgeschieden und lagern sich ab. Nierensteine können schmerzhafte Koliken hervorrufen, die in die Blasengegend und in den Rücken ausstrahlen. Häufige Begleiterscheinungen sind Erbrechen, Blähbauch, Schüttelfrost und Fieber.

Schnelle Hilfe bei akuten Kolikschmerzen

Durch seine entzündungshemmenden und entkrampfenden Eigenschaften trägt Schwarzkümmel zur Linderung von Nierenleiden bei. Gegen leichtere Beschwerden hilft es, vor dem Frühstück 1 Esslöffel Schwarzkümmelsamen einzunehmen. Bewährt haben sich auch Nierenkompressen: 2 Esslöffel Olivenöl erwärmen, 2 Esslöffel fein gemahlenen Schwarzkümmel hineinrühren und 15 Minuten ziehen lassen. Die Mischung auf ein Baumwolltuch auftragen und das Tuch auf die Nierengegend legen.

Schwarzkümmel gegen Nierenleiden

Zutaten: *1 kleine Knoblauchzehe • 2 EL Honig*
1 TL fein gemahlene Schwarzkümmelsamen

Zubereitung: Den Knoblauch durch eine Presse drücken. Den Honig im Wasserbad leicht erwärmen und glatt rühren. Den Knoblauch, den Honig und den Schwarzkümmel zu einem zähflüssigen Brei verrühren und abkühlen lassen.

Anwendung: 20 Tage lang jeweils vor dem Frühstück 1 Esslöffel dieser Mischung einnehmen.

Ohrenschmerzen

Ohrenschmerzen können verschiedene Ursachen haben. Sie treten meist in Zusammenhang mit einer Erkältung oder einem Infekt des Nasen-Rachen-Raums auf. Bei manchen Menschen genügt als Auslöser schon Kälte oder Zug. Kinder bekommen besonders häufig Ohrenentzündungen, da bei ihnen die Kanäle vom Rachen zum Mittelohr kürzer und weiter sind als bei Erwachsenen. Schädliche Keime gelangen dadurch leichter in diese empfindlichen Regionen des Ohrs.

Infektionen der Gehörgänge heilen

Wegen seiner entzündungshemmenden Eigenschaften ist Schwarzkümmel auch für die Behandlung von Ohrenschmerzen geeignet. Träufeln Sie einige Tropfen reines Schwarzkümmelöl mit einer Pipette direkt in den Gehörgang, und massieren Sie etwas Öl hinter dem Ohr ein. Stärken Sie Ihr Immunsystem zusätzlich mit Vitamin-C-haltiger Kost, und kurieren Sie jede Erkältung richtig aus, weil sie sonst verschleppt werden könnte. Schränken Sie auch das Rauchen ein.

Wenn Sie den Kopf konsequent hochhalten, können sich die verstopften Verbindungsgänge zwischen Ohr und Rachen besser entleeren. Legen Sie sich daher auch beim Schlafen ein Zusatzkissen unter den Kopf.

Ohrensalbe

Zutaten: *2 EL Schwarzkümmelöl • 2 EL fein gemahlene Schwarzkümmelsamen*

Zubereitung: Das Schwarzkümmelöl in einer Pfanne auf dem Herd vorsichtig erhitzen. Den gemahlenen Schwarzkümmel in das erhitzte Öl rühren und langsam ausbacken. Das Öl abseihen und auskühlen lassen.

Anwendung: Die Ohrensalbe 3-mal täglich mit einem Wattestäbchen vorsichtig in den äußeren Gehörgang streichen. Diese Rezeptur hilft auch bei Nasennebenhöhlenentzündungen und bei Schnupfen.

Pilzerkrankungen

Ärzte und Patienten haben es nicht leicht: Die Auswirkungen einer Pilzinfektion auf den menschlichen Körper sind so vielfältig, dass es fast unmöglich ist, die Ursache auf den ersten Blick zu erkennen.

Die Ausbreitung von Pilzerkrankungen ist alarmierend: In den letzten zehn Jahren haben sie um 30 Prozent zugenommen. Der Grund dafür ist vornehmlich in Ernährungsfehlern und einer geschwächten Immunabwehr zu suchen. Candida albicans ist z. B. ein Hefepilz, der sich sowohl auf der Haut als auch auf der Schleimhaut abwehrgeschwächter Menschen ansiedelt und dort eine Pilzkrankheit (Kandidose) hervorruft.

Antibiotika – ein zusätzlicher Risikofaktor

Ein weiterer Grund für die steigende Rate an Pilzinfektionen sind Antibiotika, die nicht nur die schädlichen, sondern auch die natürlich vorhandenen Schutzbakterien zerstören. Außerdem sind Diabetiker mit schlecht eingestelltem Blutzuckerspiegel besonders gefährdet: Ein hoher Zuckergehalt im Organismus ist ein hervorragender Nährboden für die Pilze.

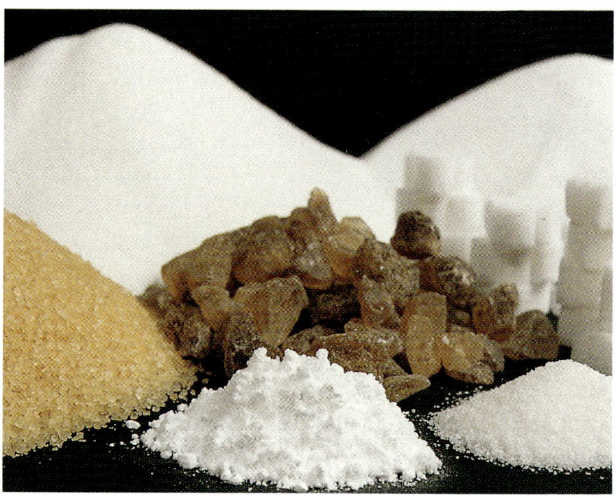

Derart deutlich erkennbar ist Zucker nur in seltenen Fällen. Meist verbirgt er sich »inkognito« in Fertiggerichten, Konserven, Alkohol, in Limonaden, Wurst, eingelegtem Gemüse und Salatsaucen.

Darmpilze

Am häufigsten siedelt sich der Candidapilz auf der Darmschleimhaut an, wo er für die Entstehung vielfältiger, teils schwer wiegender Krankheiten sorgt. Eine ballaststoffarme, zuckerreiche Kost liefert den Pilzen die notwendigen Nährstoffe und fördert Mykosen (Pilzerkrankungen). Durch Stress, Umweltgifte, bestimmte medikamentöse Therapien oder ein geschwächtes Immunsystem wird das Risiko noch verstärkt.

Begleitend zur Behandlung einer Pilzinfektion empfehlen viele Ärzte, die Darmflora gezielt wieder aufzubauen. Die dazu notwendigen Bakterien gibt es als Tabletten oder Saft frei verkäuflich in der Apotheke.

Eine starke Immunabwehr – das A und O

Schwarzkümmelöl enthält abwehrstärkende und antimykotische (gegen Pilze wirksame) Substanzen. Die Einnahme von 3-mal täglich 2 Kapseln bzw. 3-mal 25 Tropfen Schwarzkümmelöl hindert den Candidapilz an seiner Ausbreitung und schwächt ihn, so dass er von den Darmbakterien in Schach gehalten werden kann. Unabdingbar für die erfolgreiche Behandlung ist eine gleichzeitige Antipilzdiät, die keine Einfachzucker (also keinen weißen Zucker, keine hellen Teigwaren, aber leider auch kein frisches Obst) enthalten darf.

Schwarzkümmel gegen Darmpilze

Zutaten: *2 Glas Apfelessig • 1 Glas fein gemahlene Schwarzkümmelsamen • 1 Glas Schwarzkümmelöl*

Zubereitung: Den Apfelessig aufkochen, das Schwarzkümmelpulver in die kochende Flüssigkeit einrühren und unter ständigem Rühren noch weitere 5 Minuten kochen lassen. Anschließend das Schwarzkümmelöl einrühren. Die Masse vom Herd nehmen, wenn sie eine sirupartige Konsistenz hat.

Anwendung: 3-mal täglich vor den Mahlzeiten 1 Esslöffel davon einnehmen.

Hautpilze

Wenn Sie plötzlich gerötete Stellen auf Ihrer Haut entdecken, an denen sich vielleicht schon juckende, schuppige Pusteln gebildet haben, dann könnte eine Pilzerkrankung vorliegen. Gehen Sie deshalb rechtzeitig zu Ihrem Hautarzt, um eine genaue Diagnose zu bekommen. Hautpilze sind sehr ansteckend und werden besonders an feuchtwarmen Orten übertragen, die ihnen ideale Wachstumsvoraussetzungen bieten (Bäder, Saunen, Whirlpools etc.).

Bei der Behandlung und Vorbeugung von Pilzinfektionen ist Hygiene das A und O. Waschen Sie alle Wäschestücke, die mit den Pilzen in Berührung kommen, bei 95 °C. Tragen Sie in öffentlichen Badeanstalten oder Duschen Badesandalen, die den Bodenkontakt verhindern.

Nur im Notfall Kortison

Ärzte verschreiben gegen Hautpilze oft allzu rasch das wirksame, aber nebenwirkungsreiche Kortison. Eine gute Alternative dazu ist die unten stehende Schwarzkümmelcreme. Zur Unterstützung der äußerlichen Anwendung sollten Sie noch 3-mal täglich je 2 Kapseln bzw. 3-mal 25 Tropfen Schwarzkümmelöl oral einnehmen. Dann ist damit zu rechnen, dass nach gut einer Woche die Rötung der Haut deutlich zurückgeht und der Juckreiz völlig aufhört.

Schwarzkümmelcreme

Zutaten: *2 Glas Apfelessig • 1 Glas fein gemahlene Schwarzkümmelsamen • 1 Glas Stärkemehl*

Zubereitung: Den Apfelessig erhitzen, den Schwarzkümmel einrühren und die Mischung kurz aufkochen. Nach dem Aufkochen das gesiebte Stärkemehl einrühren, anschließend die Schwarzkümmelcreme abkühlen lassen.

Anwendung: Die Creme 2-mal täglich auf die betroffenen Hautstellen auftragen. Zur Unterstützung der Behandlung sollten Sie eine Antipilzdiät durchführen.

Schlafstörungen

Man unterscheidet zunächst zwischen Einschlaf-, Durchschlaf- und Ausschlafstörungen. Es gibt viele Ursachen dafür, z. B. Herzerkrankungen, Bluthochdruck, Stress und psychische Belastungen. Vor allem Schnarcher leiden an einer so genannten Schlafapnoe, d. h., sie haben kurzzeitige Atemstillstände. Das Gehirn ist dann nicht ausreichend mit Sauerstoff versorgt, und die Betroffenen fühlen sich am nächsten Morgen nicht erholt, sondern abgeschlagen.

Mit Entspannung für guten Schlaf sorgen

Im Orient wird Schwarzkümmel von jeher als nervenberuhigendes und schlafförderndes Mittel geschätzt. Man bereitet aus Schwarzkümmelsamen durch Überbrühen mit heißem Wasser einen kräftigen Tee zu. Für günstige Schlafbedingungen sorgen weiterhin ein dunkler, ruhiger und gut gelüfteter Raum sowie ein genügend großes Bett mit einer guten, eher harten Matratze. Halten Sie keinen Mittagsschlaf, und machen Sie auch kein Nickerchen zwischendurch.

Vollbringen Sie nach Möglichkeit unmittelbar vor dem Schlafengehen keine körperlichen oder geistigen Kraftakte mehr. Das langsame Abschalten ist die beste Gewähr für eine erholsame Nachtruhe.

Nerventee

Zutaten: *1 Glas Schwarzkümmelsamen • 1 l Wasser*
Zubereitung: Den Schwarzkümmel grob zerstampfen und in eine vorgewärmte Teekanne geben. Das Wasser aufkochen, dann den Schwarzkümmel damit aufgießen. Den Tee zugedeckt 10 Minuten ziehen lassen, dann abseihen und in eine Thermoskanne füllen,
Anwendung: Über den Tag verteilt 1 Liter Tee trinken. Nehmen Sie die erste Tasse schon morgens auf nüchternen Magen ein, die letzte Tasse 1 bis 2 Stunden vor dem Schlafengehen.

Schuppenflechte

Die Anlage zur Schuppenflechte (Psoriasis) ist erblich und wird durch psychische Belastungen verstärkt. Die Haut zeigt juckende, silbrig schuppende Entzündungen, vor allem an den Streckseiten von Armen und Beinen, an der Kopfhaut und am Steißbein. Die Hautveränderungen können in Form von Einzelherden, aber auch generalisiert auftreten. Ursache ist ein verstärktes und beschleunigtes Hautzellwachstum.

Die Schuppenflechte zeigt starke Zusammenhänge mit den Witterungsbedingungen. Längere Aufenthalte in so genannten Reizklimagebieten können die Beschwerden oft dauerhaft lindern.

Geheimrezept für widerstandsfähigere Haut

Bei der Behandlung von Schuppenflechte wurden mit Schwarzkümmelöl sehr gute Erfolge erzielt. Neben der täglichen Einnahme von 3-mal 2 Kapseln bzw. 25 Tropfen Schwarzkümmelöl empfehlen sich äußerliche Einreibungen. Das Schwarzkümmelöl sollte ununterbrochen auf die betroffenen Hautstellen wirken. Sehr heilsam ist eine Klimatherapie an Nord- oder Ostsee oder am Toten Meer. Salz aus dem Toten Meer gibt es auch in der Apotheke oder dem Reformhaus zu kaufen.

Hautöl gegen Schuppenflechte

Zutaten: *3 EL Schwarzkümmelöl • 3 EL fein gemahlene Schwarzkümmelsamen*

Zubereitung: Das Schwarzkümmelöl in einer Pfanne auf dem Herd vorsichtig erhitzen. Das Schwarzkümmelpulver unterrühren und im heißen Öl langsam ausbacken. Das Hautöl anschließend abseihen und abkühlen lassen.

Anwendung: 3-mal täglich dünn auf die betroffenen Hautstellen auftragen. Je kühler das Öl ist, desto wirksamer lindert es den Juckreiz (Sie können das Hautöl problemlos im Kühlschrank aufbewahren).

Tumorerkrankungen

Man unterscheidet zwischen gutartigen und bösartigen Tumoren: Eine gutartige Geschwulst tritt als abgekapselte Gewebeneubildung auf. Sie kann zwar auf Nerven und benachbarte Organe drücken, dringt aber nicht in andere Organe vor. Die bösartige Geschwulst (Krebs) dagegen breitet sich in umgebende Gewebe oder Organe aus und bildet Tochtergeschwülste (Metastasen). Tumorzellen suchen sich eine Schwachstelle im Organismus aus, um sich von dort auszubreiten. Dies gelingt ihnen nur dann, wenn das Immunsystem gestört ist.

Eine Krebserkrankung ist kein Grund, sich selbst aufzugeben. Eine radikale Umstellung der bisherigen Lebensgewohnheiten – eine gesunde und vollwertige Ernährung, viel Bewegung und die Vermeidung von Stress – haben in vielen Fällen zu erstaunlichen Erfolgen geführt.

Krebsvorsorge mit Schwarzkümmel

Schwarzkümmelöl spielt eine wichtige Rolle bei der begleitenden Tumorbehandlung. Es regt die Bildung von Knochenmarks- und Immunzellen an und steigert die Produktion von Interferon – ein Eiweißstoff, der das Wachstum von schädlichen Mikroorganismen hemmt. Zur Vorbeugung von Tumorerkrankungen wird die Langzeiteinnahme von 3-mal täglich 2 Kapseln bzw. 25 Tropfen Schwarzkümmelöl empfohlen.

Schwarzkümmelsirup

Zutaten: *2 EL Schwarzkümmelöl • 2 EL fein gemahlene Schwarzkümmelsamen • 1 EL Gelée Royale*
Zubereitung: Das Schwarzkümmelöl in einer Pfanne leicht anwärmen, mit dem gemahlenen Schwarzkümmelsamen vermischen. Anschließend das Gelée Royale unterrühren und den Sirup abkühlen lassen.
Anwendung: 3-mal täglich vor den Mahlzeiten 1 Teelöffel von diesem Sirup einnehmen. Die Anwendung erfolgt kurmäßig 6 Wochen lang. Danach auf 2-mal täglich 1 Teelöffel reduzieren.

Schwarzkümmel in der Schönheitspflege

In einer Zeit, wo auch in der Körperpflege immer mehr Wert auf natürliche Wirkstoffe gelegt wird, hat Schwarzkümmel neben seinem Renommee als Heilpflanze auch einen guten Ruf als Schönheitsmittel gewonnen.

Während man in Ägypten eine breite Auswahl an Kosmetika mit Schwarzkümmel findet, sind solche Produkte bei uns noch kaum erhältlich. Es ist jedoch nicht schwer, Öle, Cremes, Peelings und Masken zur individuellen Schönheitspflege selbst herzustellen.

Hautpflege von innen

Um Ihre Haut ganz einfach und natürlich von innen zu pflegen, sollten Sie rote Rosinen in Schwarzkümmelöl einlegen und täglich 1 Esslöffel davon zusammen mit dem Öl einnehmen. Sie können auch Schwarzkümmelsamen und rote Rosinen zusammen kauen, oder Sie nehmen Schwarzkümmelölkapseln und essen die Rosinen dazu.
Übrigens: Schwarzkümmel und Rosinen erzeugen nicht nur eine glatte und geschmeidige Haut, sie schmecken auch zusammen sehr aromatisch und erzeugen einen angenehmen und frischen Atem. Sie brauchen kein Mundwasser mehr.

Pflegende Gesichtscremes

Reichern Sie Ihre persönliche Creme mit ein paar Tropfen Schwarzkümmelöl an, oder stellen Sie nach folgendem Rezept selbst eine Creme her: 50 Milliliter Schwarzkümmelöl und 50 Milliliter Jojobaöl mit 10 Gramm Bienenwachs im Wasserbad auf ca. 60 °C erwärmen, bis sich die Wachsmasse verflüssigt hat. Die Zutaten gut miteinander verrühren und abkühlen lassen. Die Creme anschließend kühl aufbewahren.
Je nach Vorliebe und Hauttyp können Sie der Creme ein paar Tropfen ätherisches Öl hinzufügen. Bei empfindlicher Haut beispielsweise empfehlen sich als Zusatzöle Sandelholz, Rose oder Kamille, bei unreiner Haut eine Mischung aus Pfefferminzöl und Arnikaextrakt. Bei fettiger Haut haben sich Kampfer, Lavendel, Salbei und Teebaum bewährt. Geeignete Zusätze bei trockener Haut sind Bergamotte, Grapefruit und Ylang-Ylang.

Reinigendes Gesichtspeeling

Zerstoßen Sie Schwarzkümmelsamen in einem Mörser, und vermischen Sie das Pulver mit ein paar Tropfen Schwarzkümmelöl. Tragen Sie die Masse mit kreisenden Bewegungen aufs Gesicht auf, lassen Sie sie etwa 10 Minuten einwirken, und waschen Sie sie dann mit warmem Wasser ab.

Beruhigende Gesichtsmaske

Verrühren Sie 1 Eigelb mit je 1 Teelöffel Schwarzkümmel- und Weizenkeimöl, einigen Spritzern Zitronensaft und etwas Honig zu einer homogenen Masse. Auf die Gesichtshaut auftragen und 30 Minuten einwirken lassen. Mit warmem Wasser abspülen.

Massagen mit Schwarzkümmelöl wirken bei Hautproblemen Wunder.

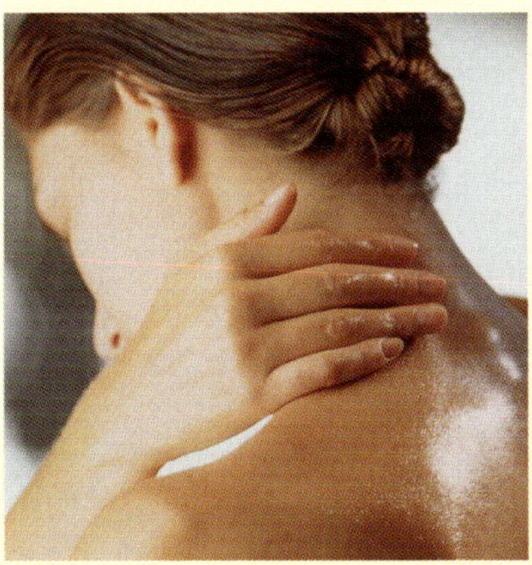

Belebendes Körperöl

Schwarzkümmelöl strafft das Bindegewebe und regt die Hautdurchblutung an. Es eignet sich daher auch hervorragend als Basis für Körperöle.
Vermischen Sie Schwarzkümmelöl zu gleichen Teilen mit Weizenkeimöl, und fügen Sie nach Vorliebe oder Hauttyp einige Tropfen ätherisches Öl hinzu. Für unreine und schlecht durchblutete Haut eignen sich Wacholder und Rosmarin, für trockene Haut Geranie, Orange und Patschuli. Bei reifer Haut haben sich Lavendel und Ylang-Ylang bewährt.

Kräftigende Haarpflege

Vermischen Sie bei trockenem und glanzlosem Haar Ihr Shampoo mit ein paar Tropfen Schwarzkümmelöl, und wenden Sie es wie gewohnt an.
Bewährt hat sich auch die folgende Rezeptur: Stellen Sie aus 2 Esslöffeln fein gemahlenen Schwarzkümmelsamen, 2 Esslöffeln Rochlasaft (in der Apotheke erhältlich), 1 Esslöffel Apfelessig und 1 Tasse Olivenöl eine Tinktur her. Jeden Abend auf Haare und Kopfhaut auftragen, mindestens 5 Minuten einmassieren und 20 bis 30 Minuten einwirken lassen. Anschließend waschen Sie die Haartinktur mit Shampoo wieder aus.

Wundheilung

Wunden oder Gewebeverletzungen zieht man sich meistens bei Freizeitaktivitäten zu, vor allem beim Sport. Sie heilen in mehreren Phasen ab. Zunächst bildet sich eine Schorfschicht, die die Wunde abschließt. Darunter entsteht wenig später das so genannte Granulationsgewebe, das bereits von neuen Blutgefäßen durchzogen ist. Zum Schluss bildet sich eine Narbe. Wunden schließen sich schneller, wenn das Gewebe gut durchblutet ist. Stoffwechselstörungen haben daher oft eine verzögerte Wundheilung zur Folge.

Kleinere Wunden heilen am besten und schnellsten, wenn Luft an sie herankommen kann. An Stellen, die normalerweise von Textilien bedeckt sind, sollten sie allerdings mit einem Pflaster geschützt werden, um erneutes Aufreiben zu verhindern.

Versorgung von offenen Wunden

Wegen seiner antibakteriellen Schutzwirkung wurde Schwarzkümmelöl schon im alten Ägypten bei der akuten Wundversorgung verwendet. Es mildert entzündliche Prozesse oder stoppt sie sogar und beschleunigt den Heilungsprozess. Reinigen Sie die Wunde unter fließendem Wasser. Streichen Sie dann Schwarzkümmelsalbe messerrückendick auf ein sauberes Leintuch, und binden Sie dieses auf die verletzte Stelle.

Wundsalbe

Zutaten: *3 EL fein gemahlene Schwarzkümmelsamen 2 EL Schwarzkümmelöl • 1 EL Apfelessig*

Zubereitung: Das Schwarzkümmelpulver in einer eisernen Pfanne ausglühen lassen. Die Asche mit Schwarzkümmelöl und Apfelessig zu einer Paste verrühren.

Anwendung: Am besten reinigen Sie die Wunde zunächst mit etwas zusätzlichem Apfelessig, den Sie auf einen Wattebausch auftragen. Tupfen Sie damit vorsichtig von innen nach außen. Dann lassen Sie die Wunde gut trocknen und tragen schließlich die Wundsalbe auf.

Zahnfleischentzündung

Entzündetes Zahnfleisch ist gerötet, schmerzhaft geschwollen und blutet bei geringfügigem Druck. Hauptursache sind bakterielle Zahnbeläge und Zahnstein. Wird die Entzündung chronisch, zieht sich das Zahnfleisch zurück. Bakterien dringen ein und zersetzen den Kieferknochen, bis er den Zähnen schließlich nicht mehr genügend Halt geben kann.

Entzündliche Prozesse mildern

Aufgrund seiner antibakteriellen Schutzwirkung ist Schwarzkümmelöl in der Lage, Zahnfleischentzündungen entgegenzuwirken und das Gewebe nach und nach wieder zu festigen. Neben der unten stehenden Anwendung haben sich auch Spülungen mit Schwarzkümmelöl bewährt: Hierbei zieht man morgens vor dem Frühstück 1 Teelöffel Öl etwa 15 Minuten lang durch die Zähne, so dass es mit dem Zahnfleisch und den Mundschleimhäuten in intensiven Kontakt kommt. Anschließend wird das Öl ausgespuckt (nicht heruntergeschluckt!).

Die beste Vorbeugung sind regelmäßiges Zähneputzen und regelmäßiges Entfernen des Zahnbelags bzw. Zahnsteins beim Zahnarzt. Benutzen Sie Zahnseide. Sie reinigt die Zahnzwischenräume von versteckten Speiseresten.

Zahnfleischbalsam

Zutaten: *1 EL Schwarzkümmelsamen • 1 EL Anis 1 EL Nelken*

Zubereitung: Schwarzkümmel, Anis und Nelken sehr fein mahlen oder zerstampfen. Alle Zutaten gründlich miteinander verrühren.

Anwendung: 3-mal täglich, immer nach dem Zähneputzen, 1 Teelöffel von dem Pulver einnehmen. Gut einspeicheln, den Brei mit der Zunge gegen das Zahnfleisch drücken und danach hinunterschlucken. Diese Anwendung hilft auch bei Zahnschmerzen, z. B. durch entzündete Weisheitszähne oder Karies.

Ihre persönliche Schwarzkümmelkur

Nutzen Sie die Vorteile des Schwarzkümmels zum dauerhaften Schutz vor Krankheiten und für ein gutes Allgemeinbefinden. Stellen Sie sich Ihre persönliche Schwarzkümmelkur aus folgender Auswahl zusammen. Verwenden Sie dabei am besten Kapseln oder flüssiges Schwarzkümmelöl (Bezugsquellen siehe Seite 110).

Viele Krankheitssymptome sind ein Zeichen dafür, dass unser Immunsystem gerade eine heftige Schlacht gegen schädliche Erreger führt. Mit einer Schwarzkümmelkur können Sie es dabei wirksam unterstützen.

Immunaktivierung

Schwarzkümmel hat eine harmonisierende Wirkung auf das Immunsystem. Eine kurmäßige Anwendung über einen längeren Zeitraum beugt Erkrankungen vor. Sie sollte vor der Phase der voraussichtlich höchsten Belastung erfolgen: zur Regulierung der Körperabwehr bei allergischen Reaktionen im Frühjahr vor dem Pollenflug und zur Stärkung des Immunsystems gegenüber Erkältungen und Infekten rechtzeitig vor Beginn der kalten Jahreszeit.

- 3-mal täglich 2 Kapseln bzw. 25 Tropfen Schwarzkümmelöl, ergänzend dazu 2-mal täglich 1 Brausetablette Magnesium und 1 Gramm Vitamin C.
- 3-mal täglich 2 Kapseln bzw. 25 Tropfen Schwarzkümmelöl, ergänzend dazu 1-mal täglich 1 Kalziumbrausetablette und 1 Gramm Vitamin C.
- **Gesteigerte Form:** 3-mal täglich 2 Kapseln bzw. 25 Tropfen Schwarzkümmelöl, ergänzend dazu 3-mal täglich 2 Dragees Enzyme, 1 Brausetablette Magnesium, 1 Brausetablette Kalzium und 1 Gramm Vitamin C.
- **Immunganzheitskur:** 3-mal täglich 2 Kapseln bzw. 25 Tropfen Schwarzkümmelöl, ergänzend dazu 3-mal täglich 3 Dragees Multivitamine und 2 Dragees Enzyme. Diese Kur soll nach 4, spätestens aber nach 6 Monaten abgesetzt werden.

Schleimhautkur zur Stärkung der Immunabwehr

Als Aufbaukur für die Schleimhäute empfiehlt es sich, 3-mal täglich 2 Kapseln bzw. 25 Tropfen Schwarzkümmelöl sowie 3-mal täglich 2 Dragees Multivitamine einzunehmen. Zusätzlich sollten Sie die mehrfach erwähnte Rezeptur mit Schwarzkümmel und Apfelessig anwenden.

Eine weitere, sehr nützliche Methode zur Schleimhautsanierung und Entgiftung ist eine 20-minütige Ölspülung. Dabei geht man folgendermaßen vor: 1 Esslöffel Olivenöl oder 1 Esslöffel Distelöl im Mund hin und her bewegen und durch die Zähne saugen. Danach das Öl ausspucken (es darf auf keinen Fall geschluckt werden!). Abschließend die Mundhöhle mehrmals mit warmem Wasser ausspülen.

Ergänzend zu einer Schwarzkümmelkur sind frische Luft, Ausgleichssport und eine gesunde, vollwertige Kost die idealen Voraussetzungen für eine starke körpereigene Abwehr.

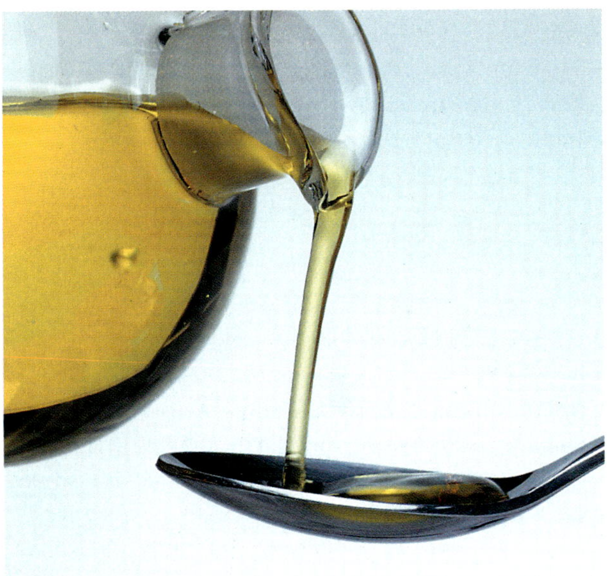

Schwarzkümmel – Arznei, Gewürz und Nahrungsmittel in einem.

Schutz für Frauen, die die Pille einnehmen

Da die synthetischen Hormone einer Antibabypille die schützenden Milchsäurebakterien im Intimbereich zerstören, sollten die Betroffenen Gegenmaßnahmen ergreifen: 3-mal täglich 2 Kapseln bzw. 25 Tropfen Schwarzkümmelöl, ergänzend dazu 3 Dragees Multivitamine und 3-mal 2 Dragees Enzyme sowie Selen nach Packungsangaben. Neben Beta-Karotin – es schützt vor Krebs – ist das in Multivitaminpräparaten enthaltene Vitamin B6 extrem wichtig für alle Frauen, die die Pille einnehmen, denn durch die Pille sinkt die Vitamin-B6-Konzentration im Blut stark ab.

Bei Frauen, die eine Antibabypille einnehmen, besteht ein erhöhtes Thromboserisiko. Sie sollten daher für eine ausreichende Zufuhr von Enzymen sorgen.

Festigung des Bindegewebes

Zur Straffung und Erneuerung des Bindegewebes sollten Sie 3-mal täglich 2 Kapseln bzw. 25 Tropfen Schwarzkümmelöl einnehmen, ergänzend dazu 3-mal 2 Dragees Enzyme, 3 Dragees Multivitamine und etwa 1 Gramm Vitamin C. Auch Schwarzkümmelöl und Apfelessig-Schwarzkümmel-Mischungen haben sich bei einer Bindegewebsschwäche bewährt.

Straffe, elastische Haut

Schwarzkümmel führt dem Körper wichtige mehrfach ungesättigte Fettsäuren zu. Durch seine ideale Wirkstoffkombination wirkt er von innen und außen günstig auf die Hautfunktionen.

Spezialrezeptur für besonders angegriffene Haut: 3-mal täglich 2 Kapseln bzw. 25 Tropfen Schwarzkümmelöl, ergänzend dazu 3-mal 2 Dragees Multivitamine und Zinkorotat nach Angaben des Herstellers einnehmen.

2-mal pro Woche etwa 5 Milliliter Schwarzkümmelöl als Badezusatz verwenden.

Rezeptur für die Revitalisierung der Haut: 3-mal täglich 2 Kapseln bzw. 25 Tropfen Schwarzkümmelöl, ergänzend dazu 3-mal täglich 2 Dragees Multivitamine.
2-mal pro Woche etwa 5 Milliliter Schwarzkümmelöl als Badezusatz verwenden.

Volles, glänzendes Haar

Schwarzkümmelöl kräftigt die Kopfhaut und den Haaransatz und lässt die Haare insgesamt kräftiger und geschmeidiger erscheinen.
Rezeptur für gesunde Haare: 3-mal täglich 2 Kapseln bzw. 25 Tropfen Schwarzkümmelöl und ergänzend 1 bis 3 Dragees Multivitamine pro Tag einnehmen.
Spezialkur für die Haare: 3-mal täglich 2 Kapseln bzw. 25 Tropfen Schwarzkümmelöl, ergänzend dazu 3-mal täglich 2 Dragees Multivitamine einnehmen, Arysana-Haartonikum und Arysana-Haarshampoo verwenden.
Spezialkur zur Revitalisierung von angegriffenem Haar: 3-mal täglich 2 Kapseln bzw. 25 Tropfen Schwarzkümmelöl, ergänzend dazu 3-mal täglich 2 Dragees Multivitamine sowie Selen- und Zinkpräparate (erhältlich in der Apotheke) nach Angaben des Herstellers einnehmen; Arysana-Haartonikum und Arysana-Haarshampoo verwenden.

Diese Spezialkur für Ihre Haare wirkt von innen und außen: von innen durch essenzielle Fettsäuren, Beta-Karotin und Folsäure, von außen durch Biotin, das die Kopfhaut und die Haarwurzeln aktiviert.

Gesunde Fingernägel

Genauso wie die Haare sind auch die Nägel ein Produkt, das aus dem Stoffwechsel genährt wird. Mit Schwarzkümmelöl werden sie wieder fest und glatt.
Rezeptur: 3-mal täglich 2 Kapseln bzw. 25 Tropfen Schwarzkümmelöl, 3-mal 2 Dragees Multivitamine und Enzyme nach Angabe auf der Packungsbeilage einnehmen, dazu Zinkpräparate, die wichtige Enzyme für die Keratinproduktion beisteuern.

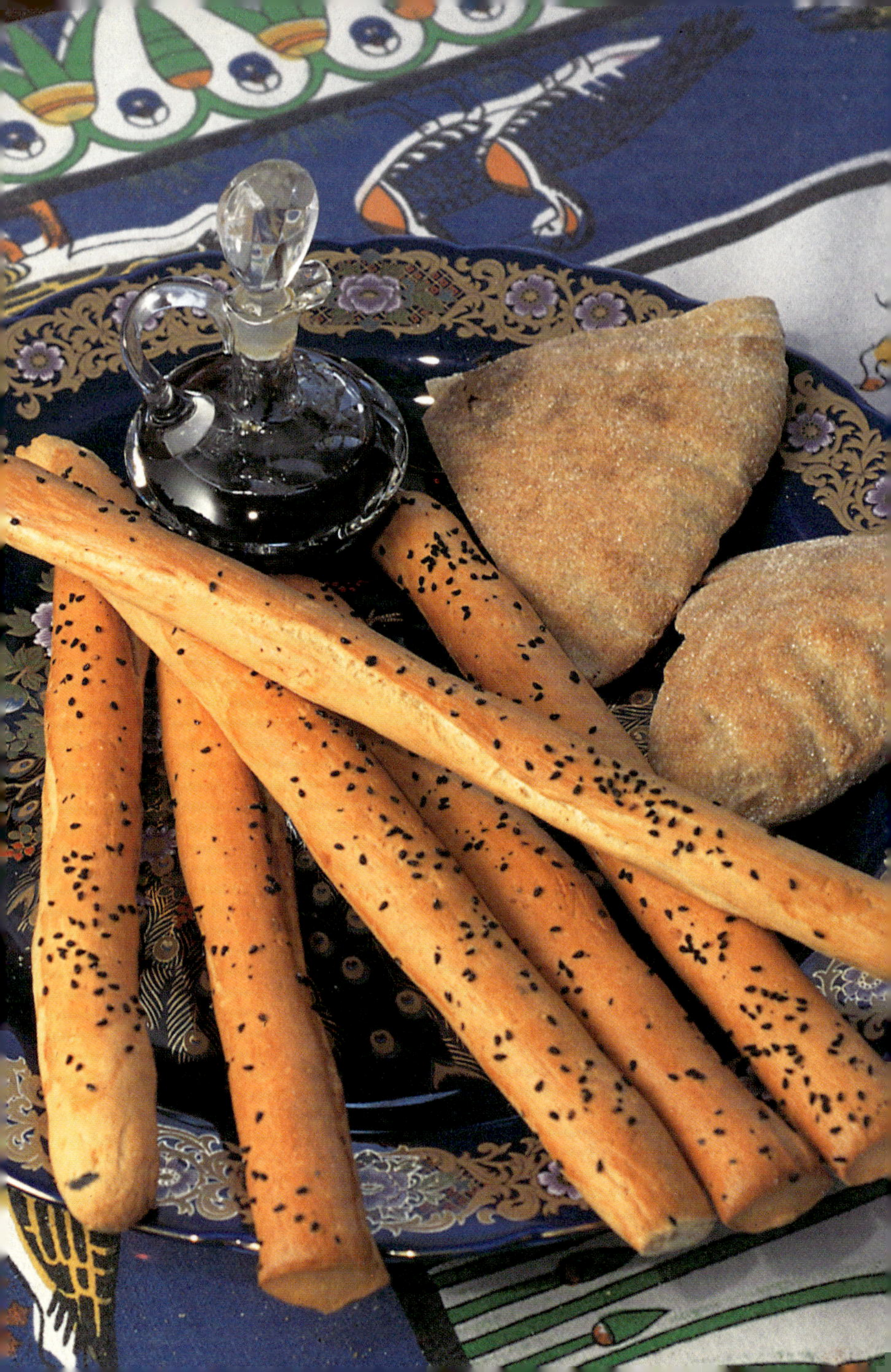

Schwarzkümmel in der Küche

Schwarzkümmel sollte wie selbstverständlich auf dem gesunden Speiseplan stehen. Er ist nicht nur ein wertvolles Nahrungsergänzungsmittel, das der Gesundheit gute Dienste erweist, er ist als Samen auch ein außerordentlich wohlschmeckendes Gewürz und kaltgepresst ein wertvolles Delikatessöl, das sich zur Zubereitung der unterschiedlichsten Speisen hervorragend eignet.

Schwarzkümmel hat ein schwaches Aroma, sein Geschmack ist leicht nussig und herb. Er schmeckt weniger intensiv als andere Kümmelarten, weswegen er in der indischen Küche ungemahlen Gemüse und Hülsenfrüchten beigegeben wird.

Gewürzüberraschung aus dem Orient

Im Orient wird Schwarzkümmel aufgrund seiner verdauungsfördernden Eigenschaften und natürlich wegen seines aromatischen Geschmacks traditionell als Gewürz beim Brotbacken und in vielen Gerichten verwendet. Auch in Deutschland gibt es schon Bäckereien, die Schwarzkümmelgebäck im Angebot haben. Damit ist das Heilmittel der Pharaonen auf dem besten Weg, auch in unseren Breiten heimisch zu werden.

Brot backen mit Schwarzkümmel

Immer mehr Hobbybäcker entdecken den würzigen Geschmack von Schwarzkümmel. Sie machen es wie die Gourmets in den arabischen Ländern: Sie mischen pro Kilogramm Mehl 100 Gramm gemahlenen Schwarzkümmelsamen zur Verfeinerung in den Teig oder bestreichen ihn mit einer Mischung aus Eigelb und Wasser und streuen die wohlriechenden schwarzen Samen vor dem Backen auf.

Schwarzkümmelmischbrot

Schwarzkümmel verleiht Gebäck einen vorzüglichen Geschmack und fördert die Bekömmlichkeit. Er stärkt die Verdauung, das Immunsystem und verschönert Ihren Teint.

Zutaten: *250 g Weizenmehl • 500 g grob gemahlenes Roggenmehl • 1 TL Salz • 1 EL flüssiges Schwarzkümmelöl • 1/2 l Buttermilch • 140 g Fett*
1 Päckchen Hefe • 250 g Natursauerteig • etwas Milch
4 EL Schwarzkümmelsamen zum Bestreuen

Zubereitung: Mischen Sie aus den Zutaten einen nicht zu klebrigen Teig. Stellen Sie ihn dann warm, und lassen Sie ihn gehen, bis er etwa doppelt so groß geworden ist. Kneten Sie den Teig unter Mehlzugabe erneut durch, und formen Sie einen Laib daraus. Die Oberfläche einkerben, mit Milch bestreichen und die Schwarzkümmelsamen darüber streuen. Danach den Teig noch einmal gehen lassen. Anschließend bei 200 °C etwa 40 bis 50 Minuten im Ofen backen.

Schwarzkümmelbrötchen

Zutaten: *500 g Weizenmehl • 1 Prise Salz • 1/8 l Milch*
60 g Fett • 1 Päckchen Hefe • 1 TL Zucker
2 EL Schwarzkümmel zum Bestreuen

Zubereitung: Aus den Zutaten einen Teig kneten, dann warm stellen und gehen lassen. Erneut kneten, Kugeln daraus formen und sie auf einem gefetteten Blech noch einmal gehen lassen. Jeweils eine Mulde hineindrücken, Butter und Schwarzkümmel hineingeben. Die Brötchen bei 200 °C etwa 15 Minuten backen.

Gerollte Brötchen mit Schwarzkümmel

Zutaten: *500 g Weizenmehl • 1 Prise Salz • 0,3 l Milch*
1 Päckchen Hefe • 1 TL Zucker • 50 g Fett • 1 Eigelb
2 EL Schwarzkümmelsamen zum Bestreuen

Zubereitung: Aus den Zutaten einen geschmeidigen Teig kneten, dann warm stellen und gehen lassen. Erneut durchkneten. Formen Sie kleine Stränge, von denen Sie gleichmäßige Stücke abschneiden, ausrollen und wie Rouladen aufrollen. Lassen Sie sie auf einem gefetteten Backblech erneut gehen. Dann mit der Gabel einstechen, mit Eigelb bestreichen und mit Schwarzkümmel bestreuen. Bei 200 bis 220 °C etwa 15 bis 20 Minuten im Ofen backen.

Schwarzkümmelkranz

Zutaten: *500 g fein gemahlenes Roggenmehl*
1 TL Salz • 1/4 l Milch • 50 g Fett • 1 Päckchen Hefe
1 TL Zucker • 1 Ei • 250 g Natursauerteig • 1 Eigelb
2 EL Schwarzkümmelsamen zum Bestreuen
Zubereitung: Mischen Sie aus den Zutaten einen Teig, und lassen Sie ihn über Nacht gehen; dann durchkneten. Formen Sie 2 gleichmäßige Rollen, verschlingen Sie sie spiralförmig, und legen Sie sie auf einem gefetteten Backblech zu einem Kranz. Erneut gehen lassen, mit Eigelb bestreichen und mit Schwarzkümmel bestreuen. Danach bei 200 °C 40 bis 50 Minuten im Ofen backen.

Selbst gebackene Frühstücksbrötchen sind immer etwas Besonderes. Aber ein paar Schwarzkümmelsamen verleihen dem Ganzen erst den letzten Pfiff.

Schwarzkümmelhörnchen

Zutaten: *500 g Weizenmehl • 1 Prise Salz • 1/8 l Milch*
1/8 l Wasser • 20 g Fett • 1 Päckchen Hefe • 1 TL Zucker
1 Eigelb • 2 EL Schwarzkümmel zum Bestreuen
Zubereitung: Aus den Zutaten einen geschmeidigen Teig kneten, warm stellen und gehen lassen. Dann erneut durchkneten und ausrollen. Schneiden Sie etwa handtellergroße Quadrate, und rollen Sie sie zu Hörnchen auf. Lassen Sie die Hörnchen auf einem gefetteten Blech noch einmal gehen, bestreichen Sie ihre Oberfläche mit Eigelb, und bestreuen Sie sie mit dem Schwarzkümmel. Anschließend backen Sie die Hörnchen im Ofen bei 180 bis 200 °C etwa 15 bis 20 Minuten.

Blätterteigtaschen mit Schwarzkümmel

Zutaten: *Blätterteig für die gewünschte Anzahl Taschen je Tasche 5 g Schwarzkümmelsamen • 1 TL Apfelessig*

Zubereitung: Stellen Sie den Blätterteig nach Rezept selbst her, oder verwenden Sie, wenn es schnell gehen soll, tiefgefrorenen Blätterteig.

Für die Füllung: Mischen Sie für jede Tasche die Schwarzkümmelsamen und den Apfelessig, kochen Sie sie zusammen etwa 2 Minuten auf, und lassen Sie sie weitere 5 Minuten ziehen. Die Blätterteigtaschen damit füllen und dann etwa 20 bis 30 Minuten im Ofen bei mittlerer Hitze backen.

Gerade wegen seines schwachen Aromas und seines dezenten Geschmacks lässt sich Schwarzkümmel gut mit anderen Gewürzen wie Bohnenkraut, Knoblauch, Koriander und Thymian kombinieren.

Exotisches Würzmittel

Wollen Sie Ihr Gebäck einmal auf eine neue Art würzen, dann können Sie Mohn und Schwarzkümmel im Verhältnis von 1:1 mischen und ins Gebäck geben. Bei Suppen, Gemüsegerichten und Aufläufen lässt sich Schwarzkümmel gut als Ersatz für Pfeffer verwenden. Er schmeckt weniger scharf, dafür aber aromatischer und ist zudem bei Magen- und Nierenproblemen die bekömmlichere Alternative. Schwarzkümmel passt besonders gut zu Hülsenfrüchten und allen Kohlarten.

Zutat in Wurst und Fleischgerichten

Im südöstlichen Mittelmeerraum ist es üblich, Fleisch in Olivenöl anzubraten und 2 Teelöffel flüssiges Schwarzkümmelöl zuzugeben. Während des Garens wird das Fleisch immer wieder mit Öl übergossen. Das verleiht ihm ein sehr angenehmes Aroma. Auch bei der Zubereitung von Fleischpasteten oder bei der Verarbeitung verschiedener Fleischsorten zu Wurst gibt gemahlener Schwarzkümmelsamen den letzten Pfiff.

Bereicherung für knackige Salate

Schwarzkümmelsamen verleiht frischen Salaten einen herzhaften, unverwechselbaren Geschmack. Mengen Sie der Salatsauce 1 Esslöffel Schwarzkümmel bei, oder streuen Sie ihn über die Blätter, bevor sie angemacht werden. Auch ein kleiner Schuss Schwarzkümmelöl (höchstens 1 Teelöffel) kann Salatsaucen verfeinern.

Exotische Note im Einmachglas

Wer selbst Gemüse einlegt, beispielsweise in Salz oder Essig, kann mit einer kräftigen Prise Schwarzkümmel als Beimengung einen Hauch von Tausendundeiner Nacht in sein Einmachglas zaubern. Durch seine antibakterielle Wirkung verlängert Schwarzkümmel zudem die Haltbarkeit von Speisen.

Schwarzkümmel ist ein Bestandteil der Gewürzmischungen Curry und Garam Masala. Kaufen Sie am besten die kompletten Samen. Mit der Kaffeemühle lassen sie sich problemlos zu Pulver verarbeiten.

Wohltuender Tee

Auch als Teeaufguss eignen sich die schwarzen Samen. Überbrühen Sie in einer Tasse 1 Esslöffel Samen mit kochendem Wasser, und lassen Sie den Tee anschließend etwa 10 Minuten ziehen. Der Duft, der dem Gefäß entsteigt, entführt in die Nomadenzelte der Wüste, wo ägyptische Heiler noch heute nach uralten Rezepten die unterschiedlichsten Krankheiten auskurieren.

Aromatischer Kaffee

In den Bazars und Cafés des Orients wird dem Kaffee je nach Geschmack eine größere oder kleinere Prise Schwarzkümmelpulver beigemischt. Die Menge richtet sich nach dem persönlichen Geschmack. Wer seine Kaffeebohnen frisch mahlt, kann die gewünschte Menge Schwarzkümmelsamen schon vorher damit vermengen und sie dann mit durchmahlen.

Bezugsquellen

Sie erhalten Schwarzkümmel als Öl oder Ölkapseln bei den nebenstehenden Adressen oder in Apotheken und Reformhäusern. Die Samenkörner können Sie auch in orientalischen Lebensmittelgeschäften kaufen.

Amyris
Vaihinger Straße 36
74343 Sachsenheim
Tel. (07147) 90 07 70

Aromara GmbH
Albtalstraße 24b
79837 St. Blasien
Tel. (07672) 93 16 11

Brigitte-Versand
Johannesstraße 118
73614 Schorndorf
Tel. (07181) 732 92

Calendula nativ
Postfach 1118
97944 Bocksberg
Tel. (07930) 86 47

Dr. Dünner GmbH
Bahnhofstraße 24
83052 Bruckmühl
Tel. (08062) 90 10

Gewürzmühle Brecht GmbH
Ottostraße 1
76344 Eggenstein
Tel. (0721) 97 82 70

Indunn
Postfach 622
73006 Göppingen
Tel. (07161) 92 98 91

Kräuter Fischer
Markt 3
33378 Rheda-Wiedenbrück
Tel. (05242) 559 58

Lebensfreundliche Produkte
Mühlstraße 14
37213 Witzenhausen
Tel. (05542) 91 01 31

Life Light Naturwaren GmbH
Rohrbrunn 53
A-7572 Deutsch-Kaltenbrunn
Tel. (0043-3383) 331 00

Phyt-Immun GmbH
Ismaninger Straße 65
81675 München
Tel. (089) 41 94 54-0

Sanders Sonnengarten
Sonnenstraße 4
93359 Wildenberg
Tel. (09443) 90 56 57

Spinnrad GmbH
Am Luftschacht 3A
49886 Gelsenkirchen
Tel. (0209) 17 00 00

Tierra Verde
Stettertgasse 15
72766 Reutlingen
Tel. (07121) 47 81 90

Über die Autoren
Dr. Peter Schleicher ist Arzt und ein anerkannter Immunologe in München.
Dr. Dr. Mohamed Saleh, Mediziner ägyptischer Herkunft, brachte das umfassende Wissen arabischer Kulturen auf dem Gebiet der Schwarzkümmeltherapie mit ein.

Literatur

Lange, Elisabeth: Heildiät gegen Pilze im Körper. Südwest Verlag. 5. Auflage, München 1997
Lange, Elisabeth: Die neue Diät für Diabetiker Typ II. Südwest Verlag. 8. Auflage, München 1999
Rauch-Petz, Dr. Gisela: So heilt Gemüse. Südwest Verlag. München 2000
Selius, Christine: Schwarzkümmel. Südwest Verlag. 4. Auflage, München 1998

Hinweis
Das vorliegende Buch ist sorgfältig erarbeitet worden. Dennoch erfolgen alle Angaben ohne Gewähr. Weder Autoren noch Verlag können für eventuelle Nachteile oder Schäden, die aus den im Buch gemachten praktischen Hinweisen resultieren, eine Haftung übernehmen.

Bezugsquelle
Brigitte Versand, Johannesstraße 118, 73614 Schorndorf, Tel. 07181/73292, Fax 07181/75033

Bildnachweis
AKG, Berlin: 4 (Erich Lessing); Albrecht Dirk, Meinerzhagen: Titelbild; Bilderberg, Hamburg: 37 (M. Kirchgessner), 42 (Wolfgang Volz); Das Fotoarchiv, Essen: 76 (Thomas Mayer), 83 (Andreas Riedmiller); Hayo Rolf, München: 1, 8, 26, 49, 104; Mauritius, Mittenwald: 18 (Phototake); Südwest Verlag, München: 32, 101 (Christian Kargl), 44 (Matthias Tunger), 53 (Joachim Heller), 61 (C. Pitzke); The Image Bank, München: 56 (Garry Gay); Tony Stone, München: 14 (Walter Hodges), 23 (Peter Correz), 67 (Christopher Bissell), 97 (Jerome Tisne); Transglobe, Hamburg: 90 (H. Tschanz-Hofmann)

Impressum

3. Auflage 2000

Redaktion:
Anja Feise
Projektleitung:
Dr. Alex Klubertanz
Redaktionsleitung und medizinische Fachberatung:
Dr. med. Christiane Lentz
Bildredaktion:
Sabine Kestler
Produktion:
M. Metzger (Leitung), A. Aatz, Dr. E. Weigele-Ismael
Umschlag:
Heinz Kraxenberger, München
Layout:
Wolfgang Lehner
DTP:
Matthias Liesendahl

Printed in Italy
Gedruckt auf chlor- und säurearmem Papier

ISBN 3-517-08137-X